PROTAGONISTAS DA ENFERMAGEM: CONSULTAS DE ENFERMAGEM QUE TRANSFORMAM VIDAS

1° EDIÇÃO

SUMÁRIO

SINOPSE

Sinopse

Em um mundo onde a saúde é a maior riqueza, os verdadeiros heróis não usam capas, mas estetoscópios e sorrisos reconfortantes. Em "Protagonistas da Enfermagem: Consultas de enfermagem que transformam vidas", mergulhe em um universo de histórias em quadrinhos que destacam a importância vital da consulta de enfermagem na promoção do bem-estar e na prevenção de doenças.

A cada página, somos transportados para os corredores pulsantes de hospitais, os lares acolhedores dos pacientes e as comunidades onde a saúde é uma batalha diária. Conhecemos enfermeiros e enfermeiras extraordinários que não apenas tratam sintomas, mas também escutam, entendem e oferecem conforto em momentos de fragilidade.

Essas histórias envolventes não apenas emocionam, mas também educam. Cada capítulo destaca a importância da avaliação holística do paciente, da educação em saúde e da criação de laços de confiança que transcendem os limites da consulta de enfermagem. Desde a detecção precoce de condições de saúde até o apoio emocional durante crises, os heróis da enfermagem desempenham um papel fundamental na promoção da saúde e na melhoria da qualidade de vida.

Com ilustrações vibrantes e diálogos autênticos, "Protagonistas da Enfermagem: Consultas de enfermagem que transformam vidas" não apenas celebra a profissão, mas também destaca sua relevância vital na sociedade contemporânea. Esta obra é uma homenagem sincera à dedicação, competência e empatia dos discentes de enfermagem que, através de suas consultas, tornam o mundo um lugar mais saudável e humano.

Prepare-se para se inspirar, aprender e reconhecer o papel crucial da consulta de enfermagem na jornada contínua em direção ao bem-estar e à saúde para todos. Esta é mais do que uma coleção de histórias em quadrinhos; é um tributo aos verdadeiros heróis que, através de suas consultas, tocam vidas e transformam destinos.

CAPÍTULO I

EXPLORANDO A IMPORTÂNCIA DA CONSULTA DE ENFERMAGEM NO CUIDADO

Explorando a importância da Consulta de Enfermagem no Cuidado

A enfermagem é uma profissão vital no cuidado da saúde, desempenhando um papel fundamental no processo de cuidado integral ao paciente. A consulta de enfermagem é um dos elementos essenciais deste processo, proporcionando uma base sólida para a prestação de cuidados de qualidade.

A consulta de enfermagem pode ser definida como um processo sistemático no qual o enfermeiro coleta informações relevantes sobre o paciente, sua saúde, história médica, estilo de vida e necessidades específicas. Este processo visa estabelecer uma relação terapêutica com o paciente, compreender suas preocupações e desenvolver um plano de cuidados personalizado e individualizado. Assim como ilustra a imagem abaixo estabelecida pelo vínculo e confiança entre enfermeiro e paciente.

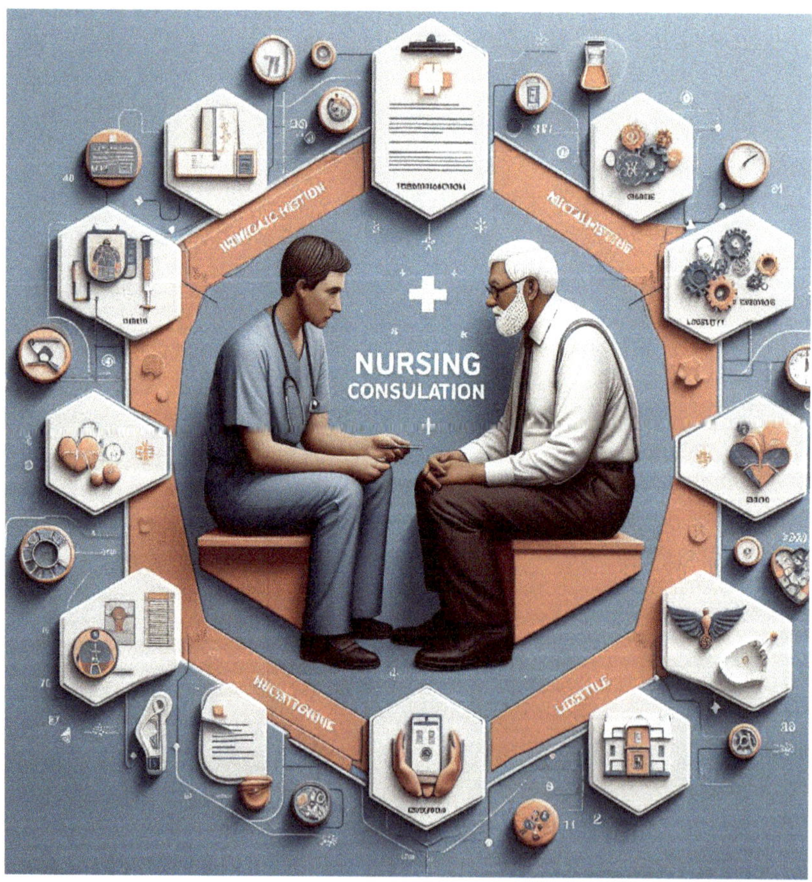

Fonte: Bing Image Creator

Segundo Potter e Perry (2017), a consulta de enfermagem possui diversos objetivos, tais como avaliar o estado de saúde do paciente, identificar problemas de saúde atuais e potenciais, estabelecer metas de cuidados em colaboração com o paciente, educar o paciente sobre sua condição de saúde e autocuidado, e promover a adesão ao tratamento e prevenção de complicações.

O processo de enfermagem é uma abordagem sistemática e organizada para o cuidado de enfermagem, composto por cinco etapas: avaliação, diagnóstico, planejamento, implementação e avaliação (NANDA International, 2020). A consulta de enfermagem desempenha um papel imprescindível em cada uma destas etapas, de acordo com o esquema abaixo que identifica fases sequenciais e circulares do processo de enfermagem.

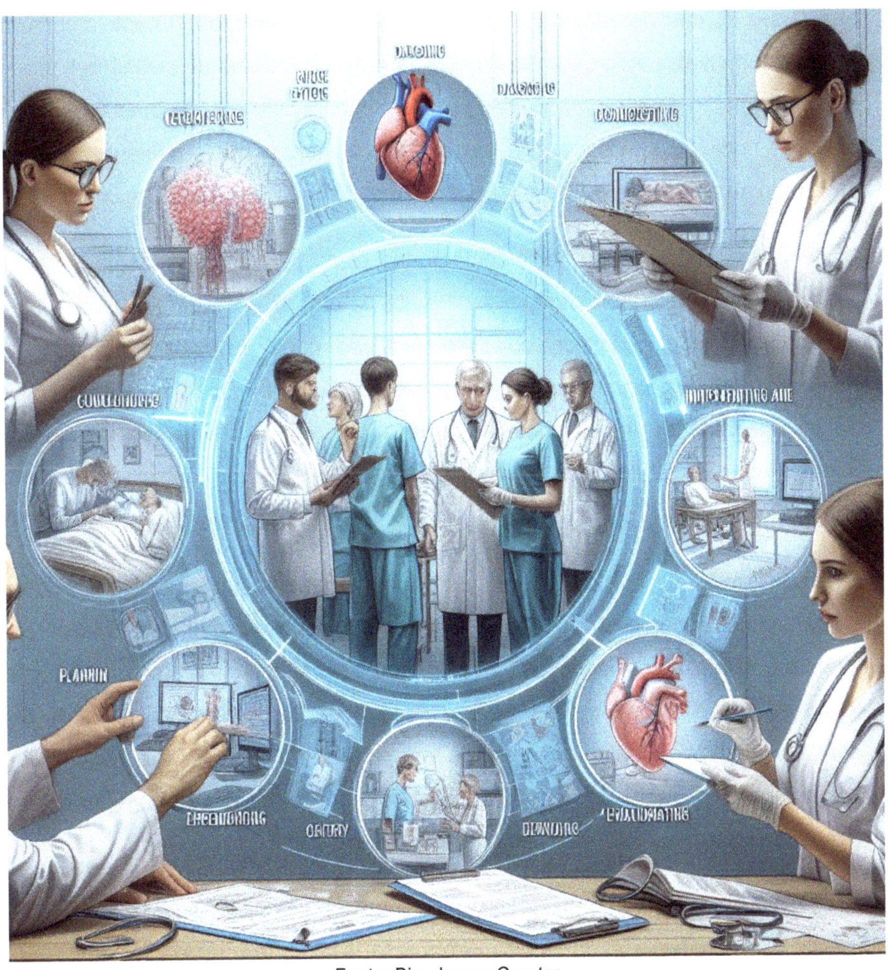

Fonte: Bing Image Creator

Avaliação: Durante a fase de avaliação, o enfermeiro coleta dados relevantes sobre o paciente através da consulta de enfermagem. Isso inclui a realização de entrevistas, exame físico, revisão do prontuário médico e avaliação das necessidades do paciente, composta por dados objetivos e subjetivos.

Diagnóstico de Enfermagem: Com base nas informações coletadas durante a consulta de enfermagem, o enfermeiro identifica problemas de saúde reais ou potenciais do paciente. Após são separados em categorias e passam pelo julgamento clínico e crítico do enfermeiro, e finalmente são validados os diagnósticos de enfermagem, utilizando uma linguagem padronizada, como a Taxonomia NANDA-II.

Planejamento de Enfermagem: Após a identificação dos diagnósticos de enfermagem, o enfermeiro e o paciente colaboram na formulação de metas de cuidados e estratégias de intervenção, identificando também as prioridades. Durante a consulta de enfermagem, é essencial educar o paciente sobre seu plano de cuidados e promover sua participação ativa no autocuidado. Essa colaboração visa não apenas estabelecer objetivos realistas e alcançáveis, mas também assegurar que o paciente compreenda seu papel no processo de cura e manutenção da saúde (Potter e Perry, 2017).

Implementação: Durante a implementação do plano de cuidados, o enfermeiro utiliza as informações coletadas durante a consulta de enfermagem para fornecer cuidados individualizados e holísticos ao paciente. Isso pode incluir a administração de medicamentos, realização de curativos, orientação sobre dieta e exercícios, entre outras intervenções necessárias. A personalização do cuidado permite atender às necessidades específicas de cada paciente, contribuindo para melhores resultados de saúde (Potter e Perry, 2017).

Avaliação ou Evolução de Enfermagem: Após a implementação das intervenções de enfermagem, é primordial avaliar a eficácia do plano de cuidados e fazer ajustes conforme necessário. A consulta de enfermagem serve como um processo contínuo ao longo do tempo, permitindo a revisão e atualização do plano de cuidados de acordo com as mudanças nas necessidades do paciente. Essa etapa assegura que os cuidados permaneçam relevantes e eficazes, promovendo a recuperação e a saúde contínua do paciente (NANDA International, 2020).

A consulta de enfermagem oferece uma série de benefícios tanto para o paciente quanto para o enfermeiro e a equipe de saúde que serão descritos a seguir:

A consulta de enfermagem habilita o enfermeiro, educar o paciente sobre medidas preventivas e estilos de vida saudáveis, promovendo a saúde e prevenindo doenças (Potter e Perry, 2017).

A coleta de informações detalhadas sobre o paciente e suas necessidades específicas durante a consulta de enfermagem assegura a prestação de cuidados de alta qualidade, individualizados e singularizadas (Potter e Perry, 2017).

A participação ativa do paciente e ou familiar no processo de consulta e cuidados, capacita-os a tomar decisões informadas sobre sua saúde e a participar ativamente de seu próprio cuidado, promovendo uma sensação de autonomia e responsabilidade sobre sua recuperação e bem-estar geral (NANDA International, 2020).

Um dos aspectos essenciais da consulta de enfermagem é também a comunicação terapêutica. Durante a consulta, o enfermeiro não apenas coleta dados clínicos, mas também estabelece uma relação de confiança e empatia com o paciente. Uma comunicação eficaz é fundamental para compreender as preocupações, valores e preferências do paciente, o que, por sua vez, influencia diretamente na formulação de um plano de cuidados individualizado e na adesão do paciente ao tratamento (Arnold & Boggs, 2019), Apoiado sempre nos métodos propedêuticos, conforme ilustrado a seguir:

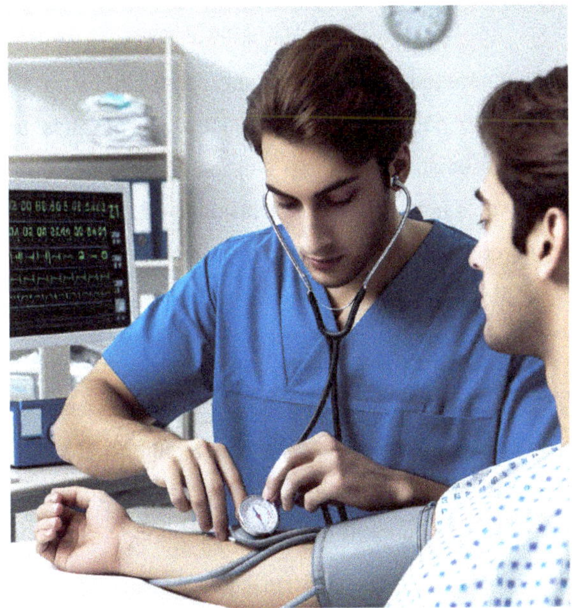

Fonte: Bing Image Creator

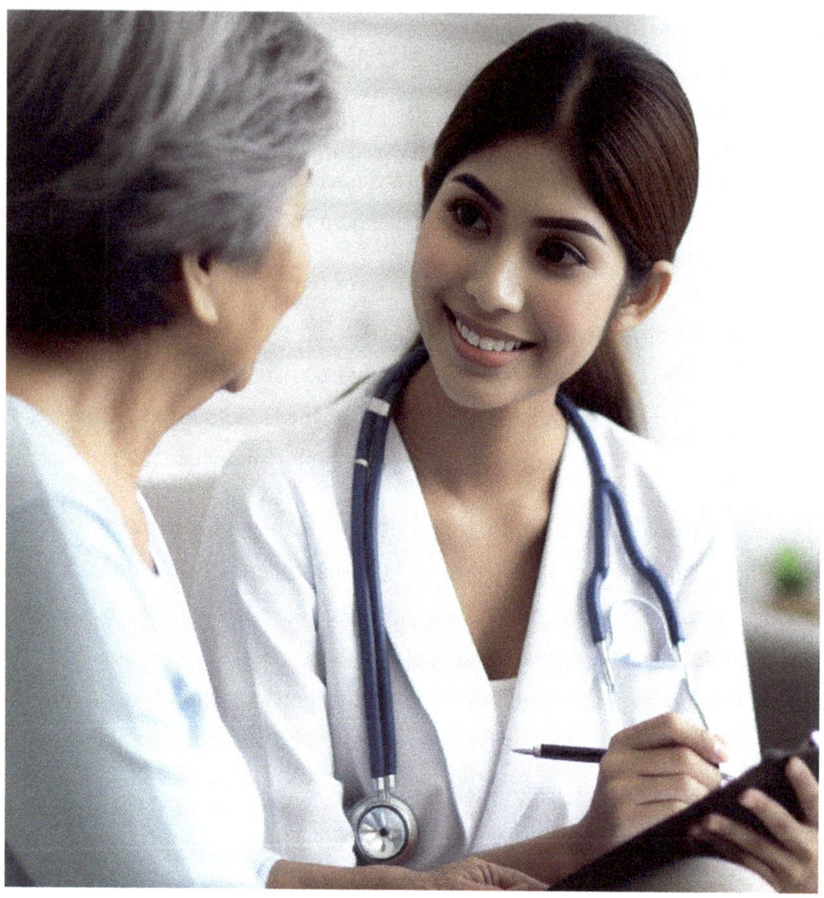

Fonte: Bing Image Creator

A consulta de enfermagem adota uma abordagem holística para a avaliação do paciente, considerando não apenas os aspectos físicos, mas também os aspectos emocionais, sociais e espirituais do seu bem-estar. Essa abordagem holística permite uma compreensão mais completa das necessidades do paciente e a elaboração de um plano de cuidados que aborde todas as dimensões do seu bem-estar, biopsicossocial (Dossey et al., 2018).

Nesse sentido, a consulta de enfermagem também oferece uma oportunidade valiosa para a educação em saúde. Isso capacita o paciente a assumir um papel ativo na promoção da sua própria saúde e na prevenção de complicações futuras. Além disso, a educação em saúde durante a consulta de enfermagem pode ajudar a reduzir a ansiedade e o medo associados à doença, melhorando assim a qualidade de vida do paciente (Peplau, 1952).

Nesse ínterim a consulta de enfermagem desempenha um papel importante na contribuição para o diagnóstico médico. Ao coletar informações detalhadas sobre o estado de saúde do paciente, o enfermeiro pode identificar sinais e sintomas relevantes que podem ajudar no diagnóstico médico (Carpenito, 2017).

Durante a consulta de enfermagem, é fundamental que o enfermeiro respeite os princípios éticos e culturais do paciente. Uma abordagem culturalmente sensível e centrada no paciente é essencial para garantir uma consulta de enfermagem eficaz e para promover a confiança e a colaboração entre o enfermeiro e o paciente (Leininger & McFarland, 2002). Ilustrado a seguir:

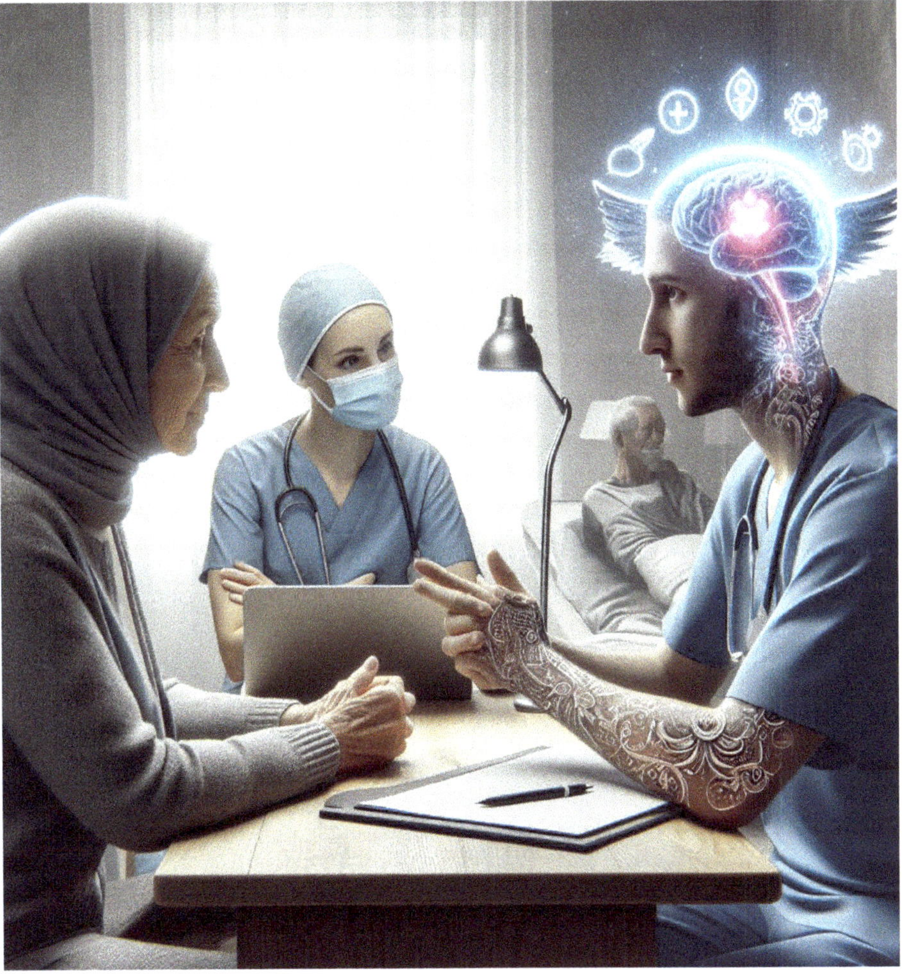

Fonte: Bing Image Creator

Nesse contexto a consulta de enfermagem representa um pilar fundamental no sistema de saúde, caracterizando-se por um processo interativo e dinâmico, que se desdobra em diversas fases. A consulta é iniciada com a anamnese, um momento de escuta ativa, onde o enfermeiro busca compreender as queixas e a história de saúde do paciente, destacando-se pela importância de estabelecer uma comunicação eficaz para coletar informações relevantes. Posteriormente, a fase de exame físico é realizada, permitindo ao profissional avaliar o estado de saúde do indivíduo por meio de técnicas específicas, que incluem a inspeção, a palpação, a percussão e a ausculta.

O diagnóstico de enfermagem, um julgamento clínico e crítico do enfermeiro, surge como um aspecto essencial deste processo, fundamentando-se na análise criteriosa dos dados coletados nas etapas anteriores. Este diagnóstico difere do médico, pois foca nas respostas humanas aos processos de vida e problemas de saúde, permitindo ao enfermeiro identificar as necessidades de cuidado do paciente. A implementação do plano de cuidados, guiada por este diagnóstico, envolve a definição de estratégias e ações específicas de enfermagem, visando à promoção, prevenção, recuperação e reabilitação da saúde do paciente (Carpenito, 2017).

Todavia a consulta de enfermagem culmina na fase de avaliação, onde o enfermeiro analisa os resultados obtidos a partir das intervenções realizadas, ajustando o plano de cuidados conforme necessário, para assegurar a eficácia do tratamento e a satisfação das necessidades de saúde do paciente, representado a seguir pela interação positiva enfermeiro-paciente:

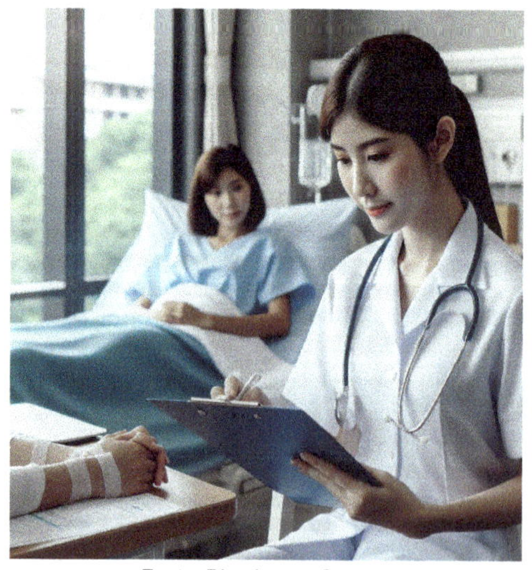

Fonte: Bing Image Creator

É imperativo reconhecer a consulta de enfermagem como um componente essencial da prática profissional, que exige do enfermeiro não apenas um amplo conhecimento técnico e científico, mas também habilidades de comunicação, empatia e capacidade de tomada de decisão. A consulta de enfermagem, portanto, desempenha um papel vital na garantia de uma assistência à saúde qualificada, humanizada e centrada nas necessidades individuais de cada paciente (Silva, 2015).

A consulta de enfermagem desempenha um papel fundamental no cuidado ao paciente, uma vez que permite uma avaliação abrangente e minuciosa do seu estado de saúde. Esse processo possibilita a identificação precoce de problemas e a definição de intervenções adequadas, contribuindo para a promoção da saúde e prevenção de complicações (Horta, 1979).

Além disso, durante a consulta de enfermagem, é estabelecida uma relação terapêutica entre o profissional e o paciente, baseada na empatia, respeito e confiança mútua. Conforme destacado por Silva (2015), essa relação é fundamental para o envolvimento do paciente no seu próprio cuidado, favorecendo a adesão ao tratamento e a promoção do autocuidado.

Pereira (2012) ressalta que a consulta de enfermagem também desempenha um papel preventivo, permitindo a identificação de fatores de risco e a promoção de hábitos saudáveis. Dessa forma, a enfermagem atua não apenas no cuidado curativo, mas também na prevenção de agravos à saúde.

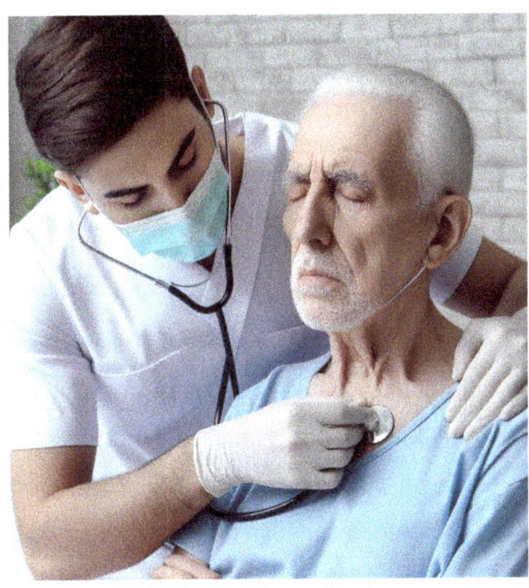

Fonte: Bing Image Creator

Além disso, a consulta de enfermagem é essencial para a sistematização da assistência de enfermagem, contribuindo para a organização do cuidado e a garantia da qualidade dos serviços prestados (Duarte, 2008). Por meio da consulta de enfermagem, é possível realizar uma avaliação holística do paciente, considerando não apenas os aspectos físicos, mas também emocionais, sociais e espirituais.

Nesse contexto, a consulta de enfermagem é fundamental para a prática profissional, pois contribui para a promoção da saúde, prevenção de doenças, cuidado integral e estabelecimento de uma relação terapêutica com o paciente (Martins, 2019).

A consulta de Enfermagem está contemplada como atividade privativa do enfermeiro na lei do exercício profissional número 7498/86; no seu artigo 11, inciso 1. Vem sendo realizada desde a década de 60 com o processo de Enfermagem, com a finalidade de:

- Documentar sua prática e tomar decisões quanto à assistência a ser prestada;

- Detecção e resolução de problemas potenciais e reais;

- Promover acolhimento;

- Compreensão ampliada de sua história de vida;

- Análise rápida sobre a problematização.

A implementação da consulta de enfermagem requer mudanças na prática assistencial do enfermeiro, levando-a a compreender sua complexidade enquanto uma atividade que necessita de metodologia própria e objetivos definidos.

A consulta de enfermagem se destina a diversos dispositivos de saúde, como ambulatórios, clínicas, hospitais e serviços de saúde em geral.

Em síntese, a consulta de enfermagem desempenha um papel fundamental no processo de enfermagem, proporcionando uma base sólida para a prestação de cuidados de saúde individualizados e holísticos. Através deste processo, o enfermeiro avalia as necessidades do paciente, identifica problemas de saúde e colabora na formulação de um plano de cuidados personalizado. Ao promover a saúde, prevenir doenças e capacitar o paciente, a consulta de enfermagem contribui para a melhoria da qualidade dos cuidados de saúde e o bem-estar do paciente, conforme ilustra a imagem abaixo:

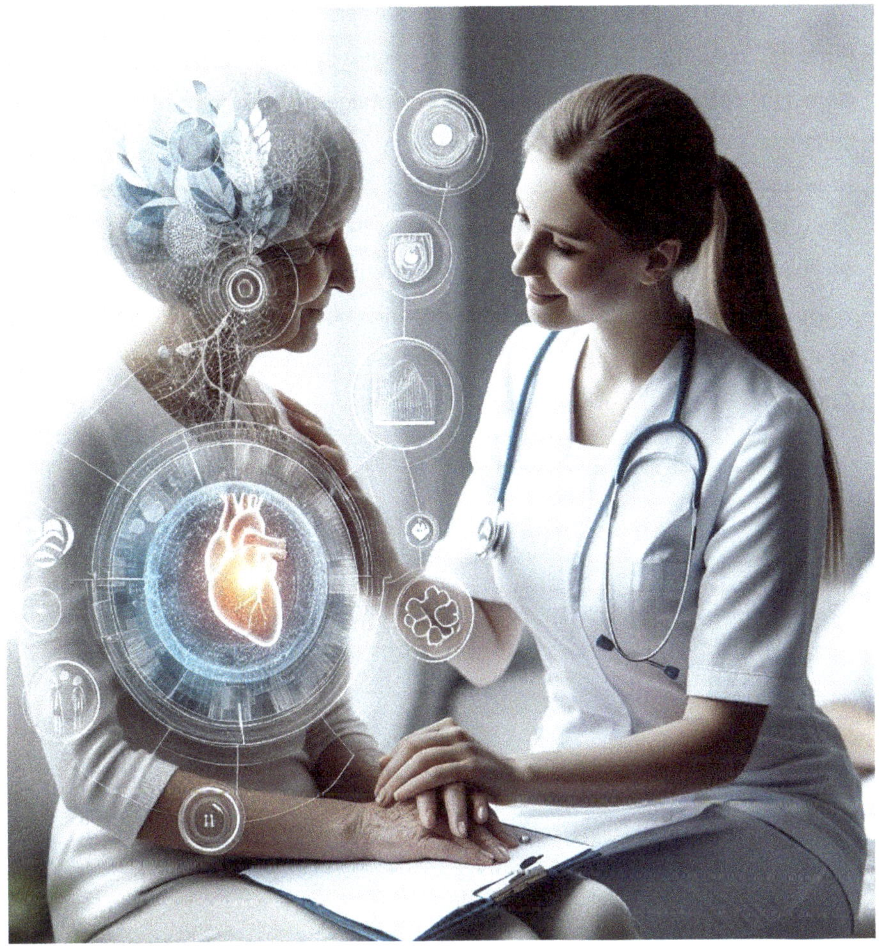

Fonte: Bing Image Creator

A consulta de enfermagem trata-se de uma ferramenta de suporte ao tratamento de doenças e promoção do autocuidado. Este processo não apenas permite uma avaliação detalhada do estado de saúde do paciente, mas também estabelece uma relação de empatia e confiança, fundamental para a promoção do autocuidado e adesão ao tratamento. Além disso, a consulta de enfermagem desempenha um papel crucial na prevenção de doenças, ao identificar fatores de risco e promover hábitos saudáveis (Martins, 2019).

Por meio da consulta de enfermagem, é possível realizar uma avaliação holística do paciente, considerando não apenas os aspectos físicos, mas também emocionais, sociais e espirituais. Isso contribui para a organização do cuidado e a garantia da qualidade dos serviços prestados, além de fortalecer a relação terapêutica entre enfermeiro e paciente.

Portanto, conforme Pereira (2012) a consulta de enfermagem não é apenas um elemento essencial no processo de enfermagem, mas também uma ferramenta poderosa para promover o bem-estar e a saúde dos pacientes. Ao adotar uma abordagem holística e centrada no paciente, o enfermeiro pode fornecer cuidados de alta qualidade que atendam às necessidades físicas, emocionais, sociais e espirituais do paciente. Assim, a consulta de enfermagem representa um componente indispensável na prática profissional do enfermeiro, contribuindo significativamente para a promoção da saúde e o bem-estar da comunidade atendida, evidenciada na imagem a seguir:

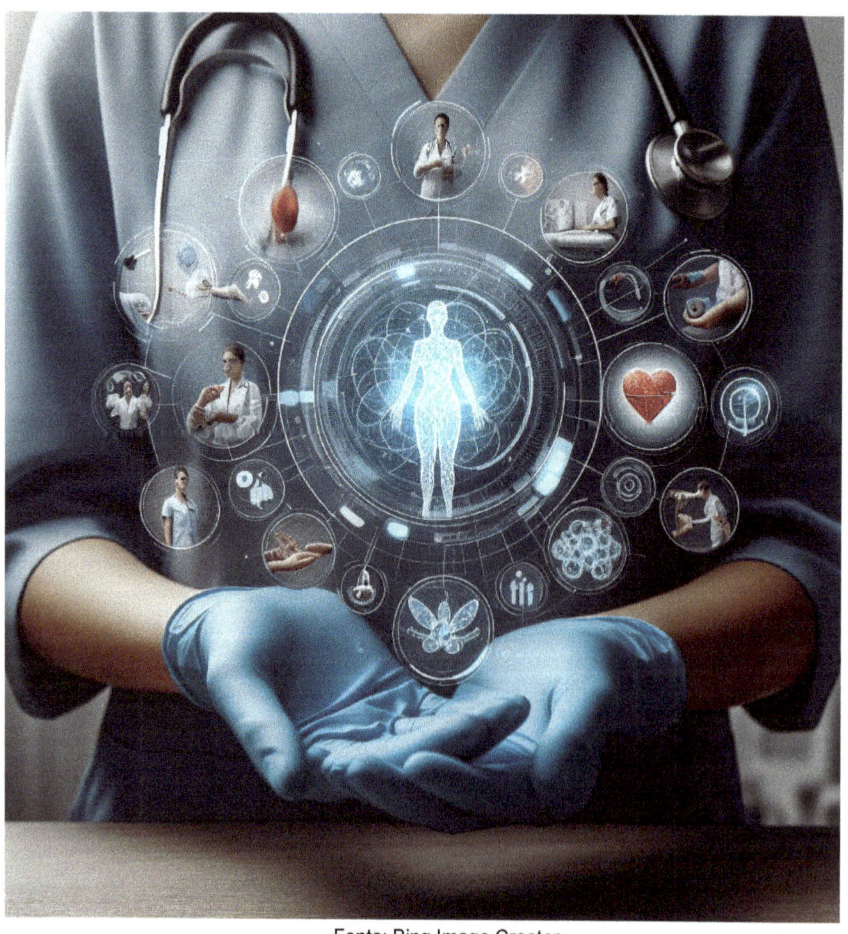

Fonte: Bing Image Creator

CAPÍTULO II

HISTÓRIAS EM QUADRINHOS

HISTÓRIA EM QUADRINHO 01

A CONSULTA DE ENFERMAGEM PÓS-OPERATÓRIA

GRAZIELA DA SILVA DE MIRANDA GASPAR
MARIA JÚLIA FERREIRA BOSSOLAN
NATHALIA MIYAKE BIBIANO CASTELETTI
THAÍS CLEMENTE DA SILVA
DAYANE SOARES ARAUJO

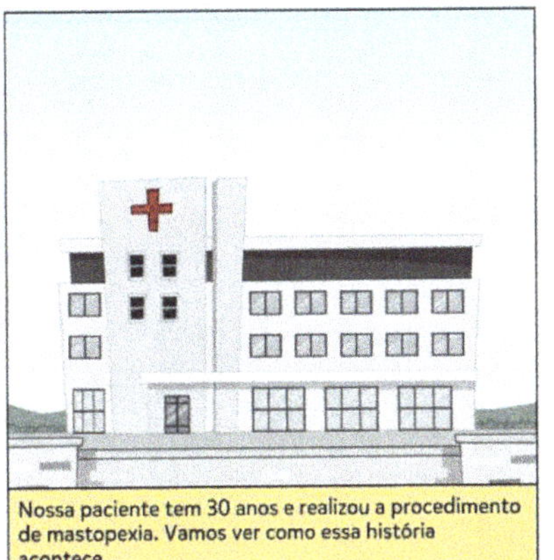
Nossa paciente tem 30 anos e realizou a procedimento de mastopexia. Vamos ver como essa história acontece...

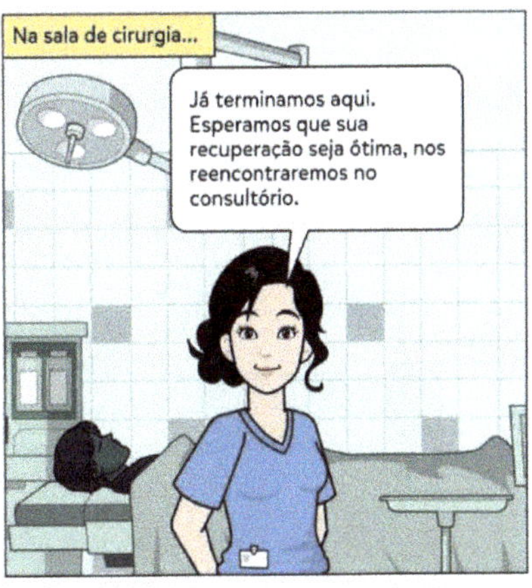
Na sala de cirurgia...
Já terminamos aqui. Esperamos que sua recuperação seja ótima, nos reencontraremos no consultório.

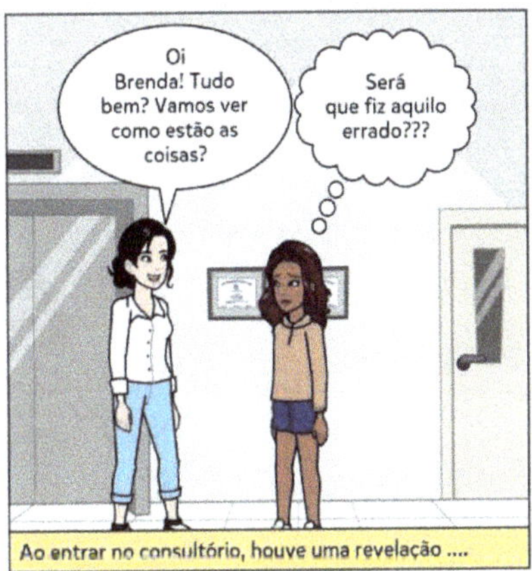
Oi Brenda! Tudo bem? Vamos ver como estão as coisas?
Será que fiz aquilo errado???
Ao entrar no consultório, houve uma revelação ....

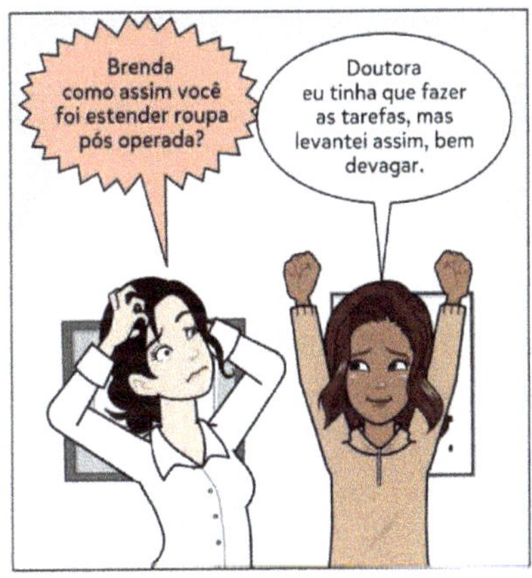
Brenda como assim você foi estender roupa pós operada?
Doutora eu tinha que fazer as tarefas, mas levantei assim, bem devagar.

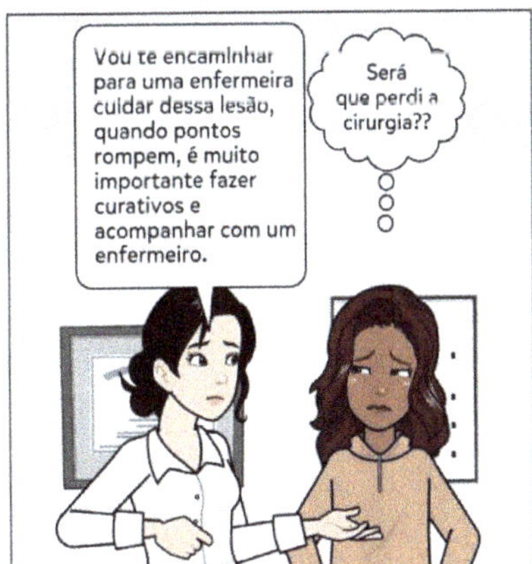
Vou te encaminhar para uma enfermeira cuidar dessa lesão, quando pontos rompem, é muito importante fazer curativos e acompanhar com um enfermeiro.
Será que perdi a cirurgia??

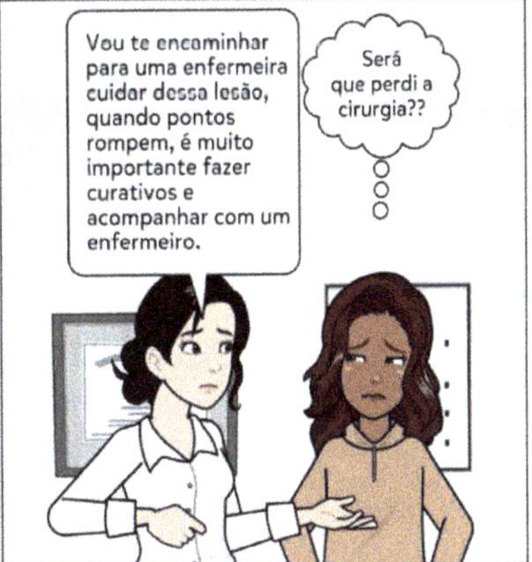
Vou te encaminhar para uma enfermeira cuidar dessa lesão, quando pontos rompem, é muito importante fazer curativos e acompanhar com um enfermeiro.
Será que perdi a cirurgia??

Na clínica com a Enfermeira.

Olá Brenda, sou a enfermeira Jaqueline. A doutora já me passou seu caso, está com muita dor né, seu rosto não esconde.

Primeiro de tudo, fique calma. Sem pânico, nós vamos resolver isso.
Diz que não perdi a minha cirurgia..

Brenda, preciso entender você, assim tenho uma ficha mais completa e te dou um tratamento mais direcionado.Ok?
Sim enfermeira, tudo bem.
E aqui começa a Coleta de dados!

Brenda, vamos fazer curativos diariamente por sete dias, e eu vou precisar de sua ajuda, você deve evitar pegar peso e erguer os braços.
Sim, pode deixar, vamos reverter isso!
Após a ficha, temos o planejamento.

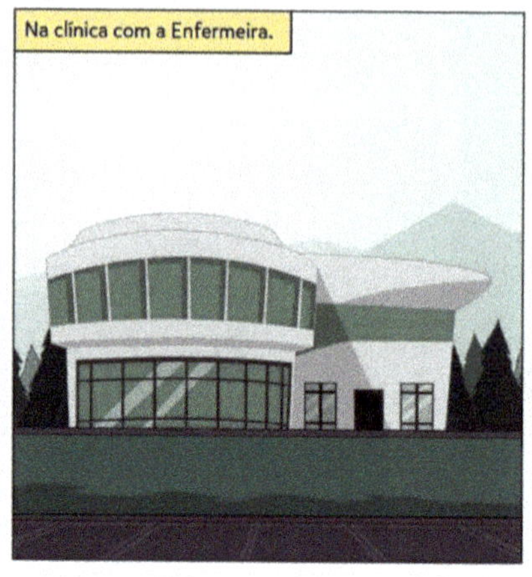

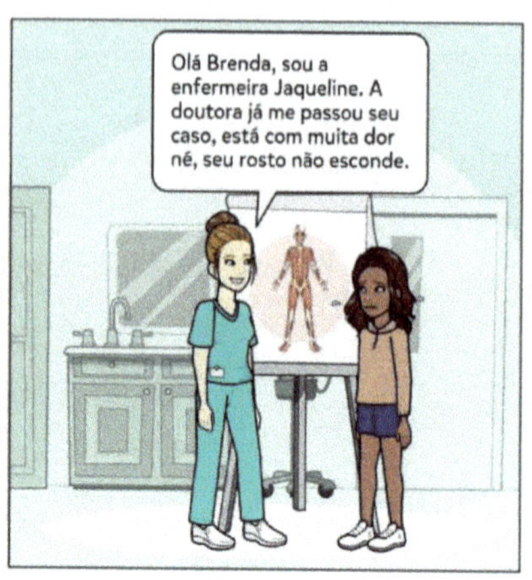

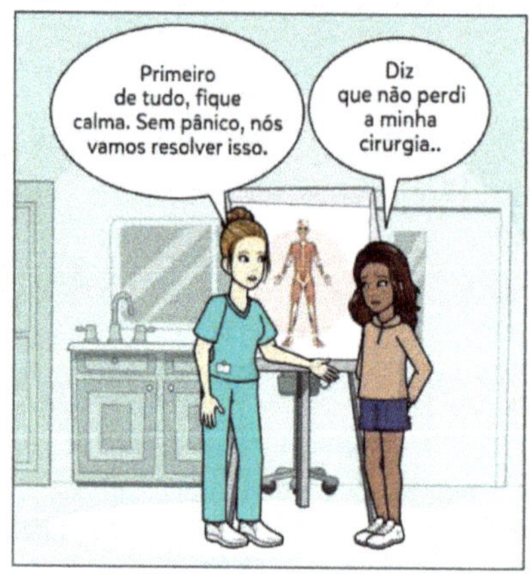

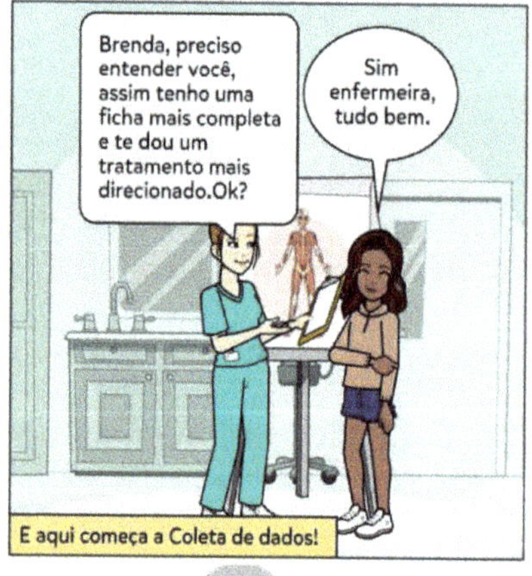

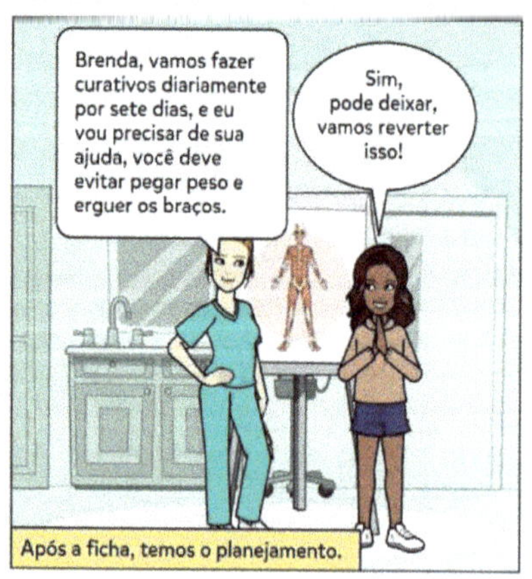

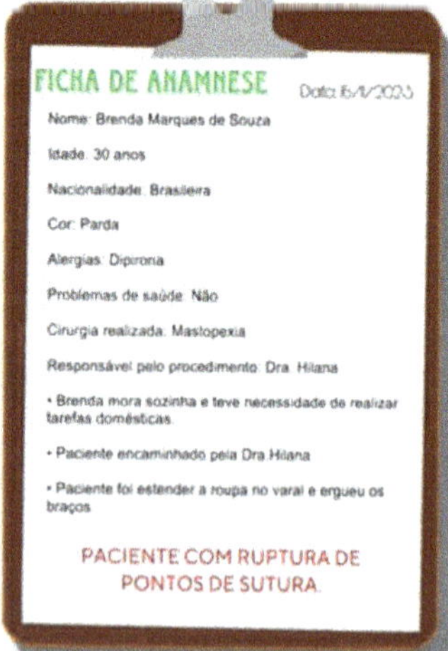
FICHA DE ANAMNESE Data: 15/11/2023

Nome: Brenda Marques de Souza

Idade: 30 anos

Nacionalidade: Brasileira

Cor: Parda

Alergias: Dipirona

Problemas de saúde: Não

Cirurgia realizada: Mastopexia

Responsável pelo procedimento: Dra. Hilana

- Brenda mora sozinha e teve necessidade de realizar tarefas domésticas.
- Paciente encaminhado pela Dra Hilana
- Paciente foi estender a roupa no varal e ergueu os braços

PACIENTE COM RUPTURA DE PONTOS DE SUTURA.

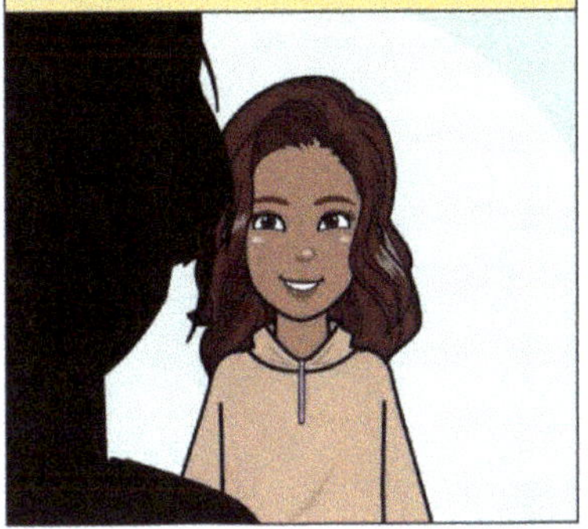
Posicionamos nossa paciente e faremos um curativo com muito cuidado, atendendo as necessidades da Brenda.

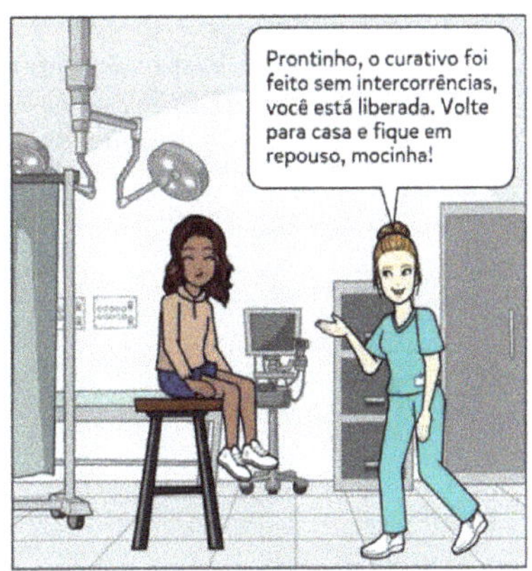
Prontinho, o curativo foi feito sem intercorrências, você está liberada. Volte para casa e fique em repouso, mocinha!

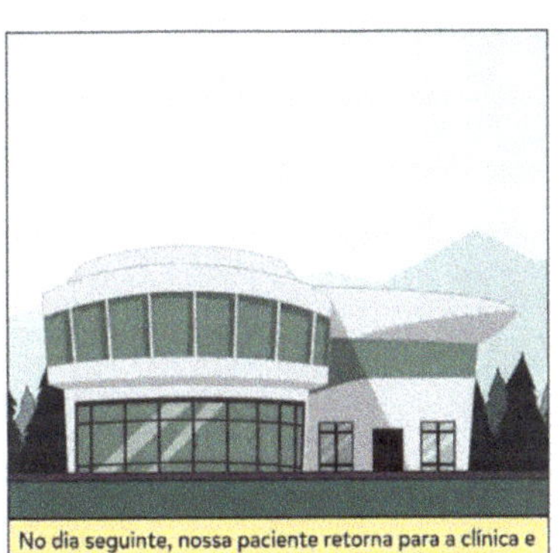
No dia seguinte, nossa paciente retorna para a clínica e realiza o seu segundo dia de curativo, e tudo segue normalmente como esperado.

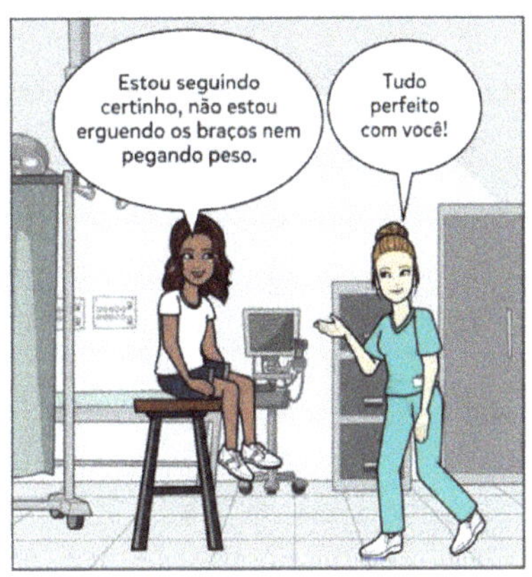
Estou seguindo certinho, não estou erguendo os braços nem pegando peso.
Tudo perfeito com você!

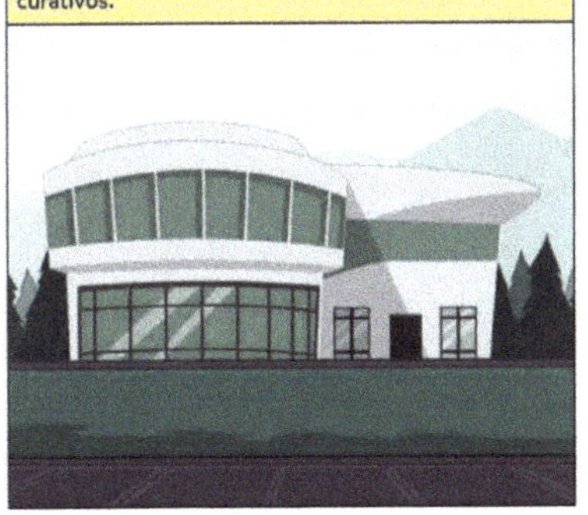
Após o sétimo dia de curativo, todos realizados sem intercorrências, a enfermeira irá fazer a evolução da paciente para verificar a necessidade de novos curativos.

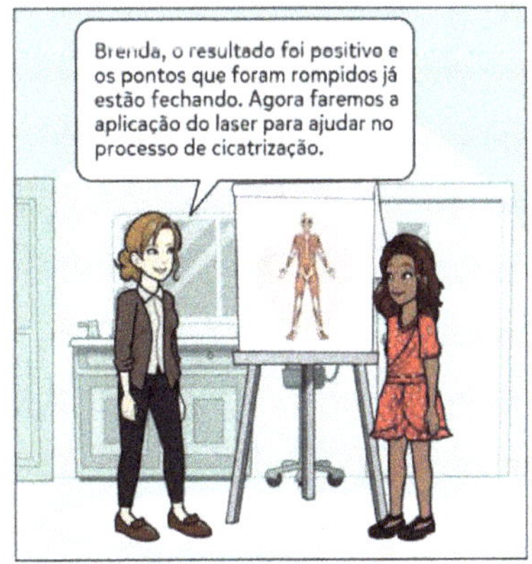
Brenda, o resultado foi positivo e os pontos que foram rompidos já estão fechando. Agora faremos a aplicação do laser para ajudar no processo de cicatrização.

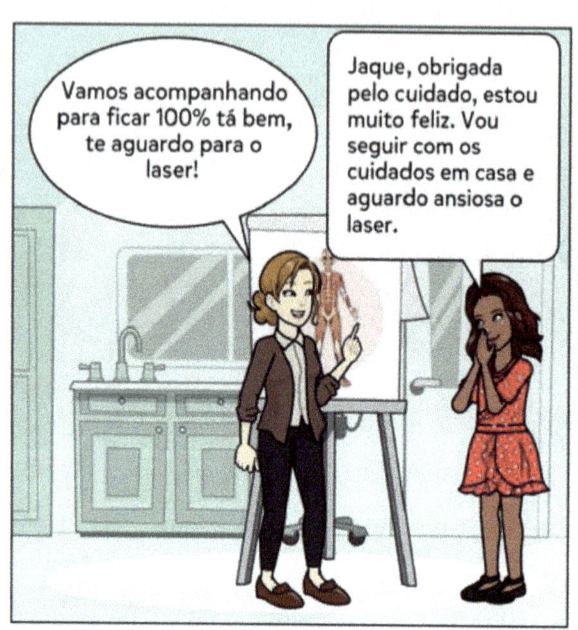
Vamos acompanhando para ficar 100% tá bem, te aguardo para o laser!
Jaque, obrigada pelo cuidado, estou muito feliz. Vou seguir com os cuidados em casa e aguardo ansiosa o laser.

HISTÓRIA EM QUADRINHO 02

A CONSULTA DE ENFERMAGEM COM PACIENTE DIABÉTICO: EDUCAÇÃO EM SAÚDE

ANA KAROLINE CATOSSO DA SILVA
LAURA SABINO DA SILVA
PILLAR HESPANHOL E SILVA
RAQUEL FERNANDES P. DOS SANTOS

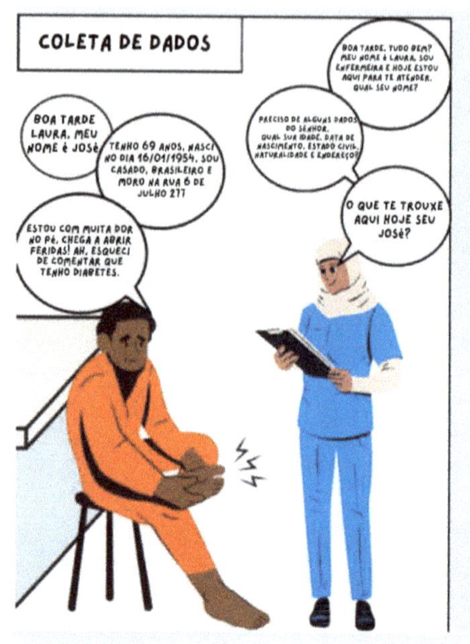
COLETA DE DADOS
BOA TARDE, TUDO BEM? MEU NOME É LAURA, SOU ENFERMEIRA E HOJE ESTOU AQUI PARA TE ATENDER. QUAL SEU NOME?
BOA TARDE LAURA, MEU NOME É JOSÉ
PRECISO DE ALGUNS DADOS DO SENHOR. QUAL SUA IDADE, DATA DE NASCIMENTO, ESTADO CIVIL, NATURALIDADE E ENDEREÇO?
TENHO 69 ANOS, NASCI NO DIA 16/01/1954, SOU CASADO, BRASILEIRO E MORO NA RUA 6 DE JULHO 277
O QUE TE TROUXE AQUI HOJE SEU JOSÉ?
ESTOU COM MUITA DOR NO PÉ, CHEGA A ABRIR FERIDAS! AH, ESQUECI DE COMENTAR QUE TENHO DIABETES.

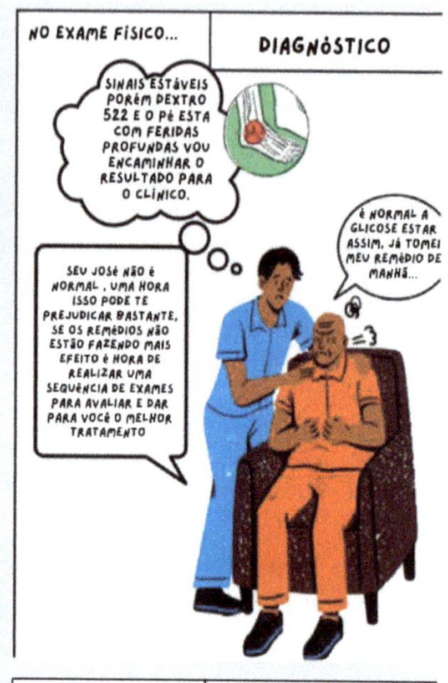
NO EXAME FÍSICO...
DIAGNÓSTICO
SINAIS ESTÁVEIS PORÉM DEXTRO 522 E O PÉ ESTA COM FERIDAS PROFUNDAS VOU ENCAMINHAR O RESULTADO PARA O CLÍNICO.
É NORMAL A GLICOSE ESTAR ASSIM, JÁ TOMEI MEU REMÉDIO DE MANHÃ...
SEU JOSÉ NÃO É NORMAL , UMA HORA ISSO PODE TE PREJUDICAR BASTANTE, SE OS REMÉDIOS NÃO ESTÃO FAZENDO MAIS EFEITO É HORA DE REALIZAR UMA SEQUÊNCIA DE EXAMES PARA AVALIAR E DAR PARA VOCÊ O MELHOR TRATAMENTO

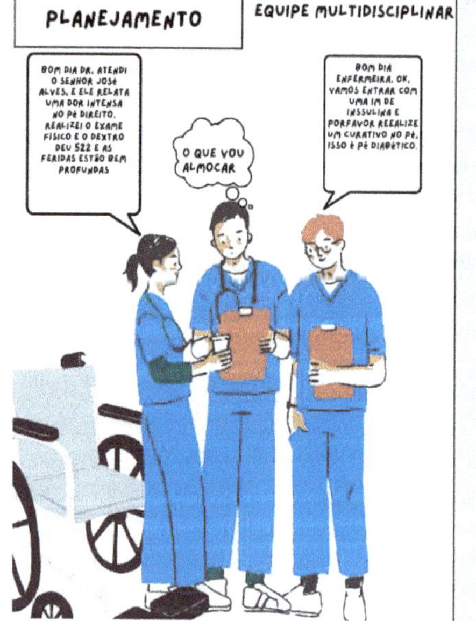
PLANEJAMENTO
EQUIPE MULTIDISCIPLINAR
BOM DIA DR. ATENDI O SENHOR JOSÉ ALVES, E ELE RELATA UMA DOR INTENSA NO PÉ DIREITO. REALIZEI O EXAME FISICO E O DEXTRO DEU 522 E AS FERIDAS ESTÃO BEM PROFUNDAS
O QUE VOU ALMOCAR
BOM DIA ENFERMEIRA. OK, VAMOS ENTRAR COM UMA IM DE INSSULINA E PORFAVOR REEALIZE UM CURATIVO NO PÉ, ISSO É PÉ DIABÉTICO.

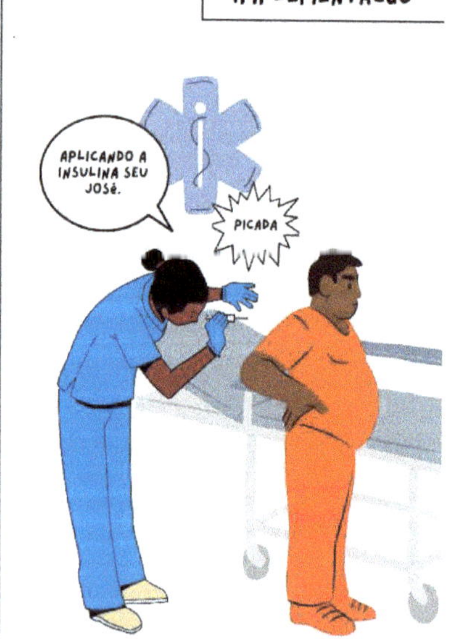
IMPLEMENTACÃO
APLICANDO A INSULINA SEU JOSÉ.
PICADA

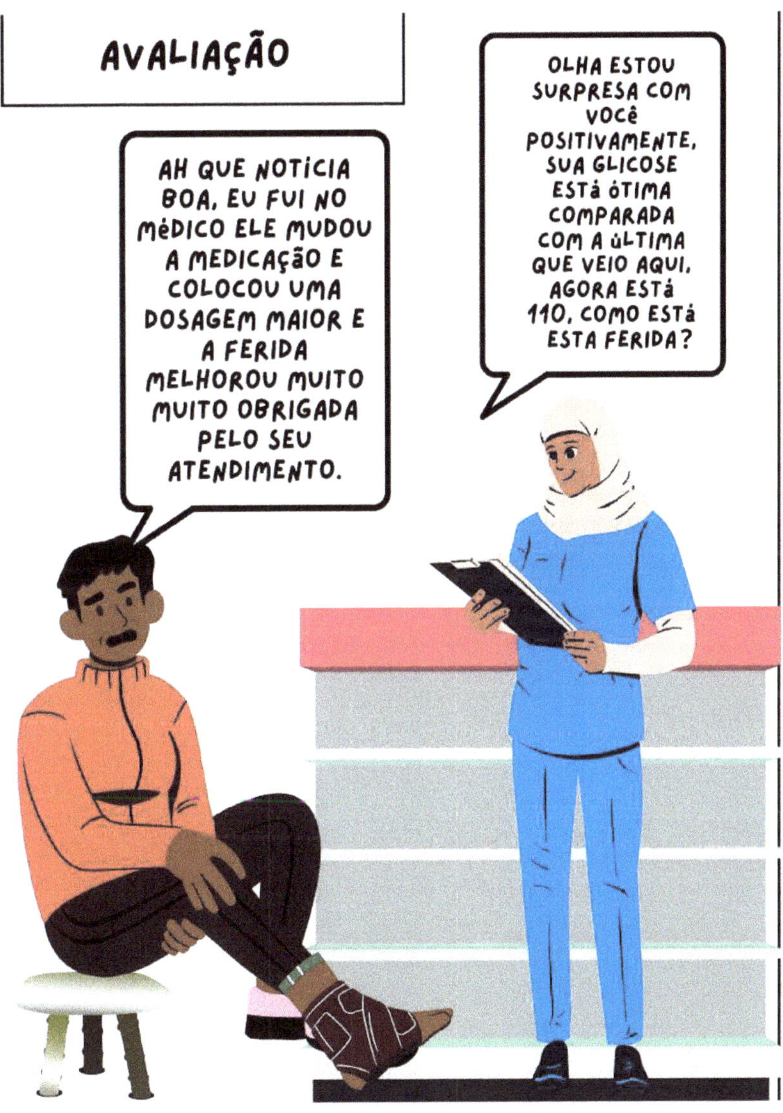
AVALIAÇÃO
AH QUE NOTÍCIA BOA, EU FUI NO MÉDICO ELE MUDOU A MEDICAÇÃO E COLOCOU UMA DOSAGEM MAIOR E A FERIDA MELHOROU MUITO MUITO OBRIGADA PELO SEU ATENDIMENTO.
OLHA ESTOU SURPRESA COM VOCÊ POSITIVAMENTE, SUA GLICOSE ESTÁ ÓTIMA COMPARADA COM A ÚLTIMA QUE VEIO AQUI, AGORA ESTÁ 110, COMO ESTÁ ESTA FERIDA?

HISTÓRIA EM QUADRINHO 03

A CONSULTA DE ENFERMAGEM COM PACIENTE HIPERTENSO

ANDERSON FERREIRA
LEILANE RIBEIRO
LUCIA A. DA SILVA SOBRINHO
VICTÓRIA CANALES MARTINS

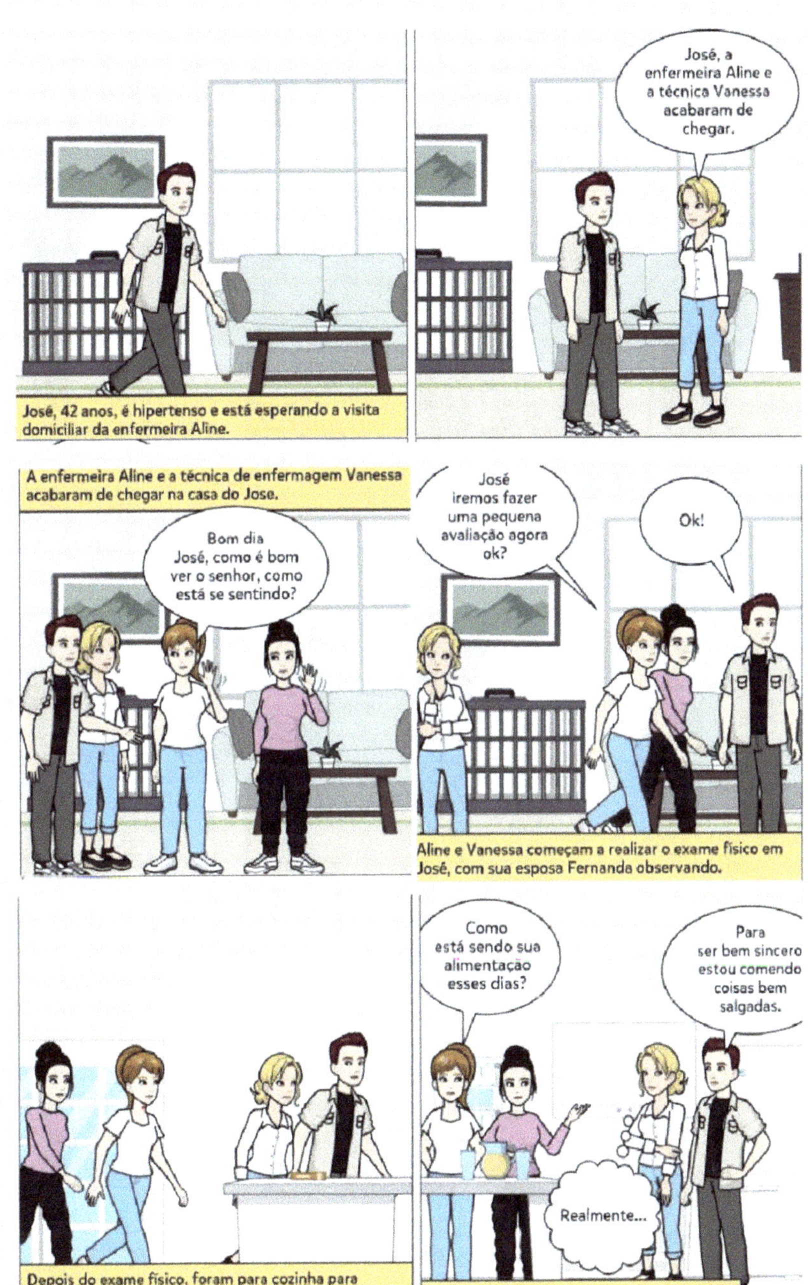
José, 42 anos, é hipertenso e está esperando a visita domiciliar da enfermeira Aline.
José, a enfermeira Aline e a técnica Vanessa acabaram de chegar.
A enfermeira Aline e a técnica de enfermagem Vanessa acabaram de chegar na casa do Jose.
Bom dia José, como é bom ver o senhor, como está se sentindo?
José iremos fazer uma pequena avaliação agora ok?
Ok!
Aline e Vanessa começam a realizar o exame físico em José, com sua esposa Fernanda observando.
Depois do exame físico, foram para cozinha para conversar melhor.
Como está sendo sua alimentação esses dias?
Para ser bem sincero estou comendo coisas bem salgadas.
Realmente...
Na cozinha começam a realizar a anamnese.

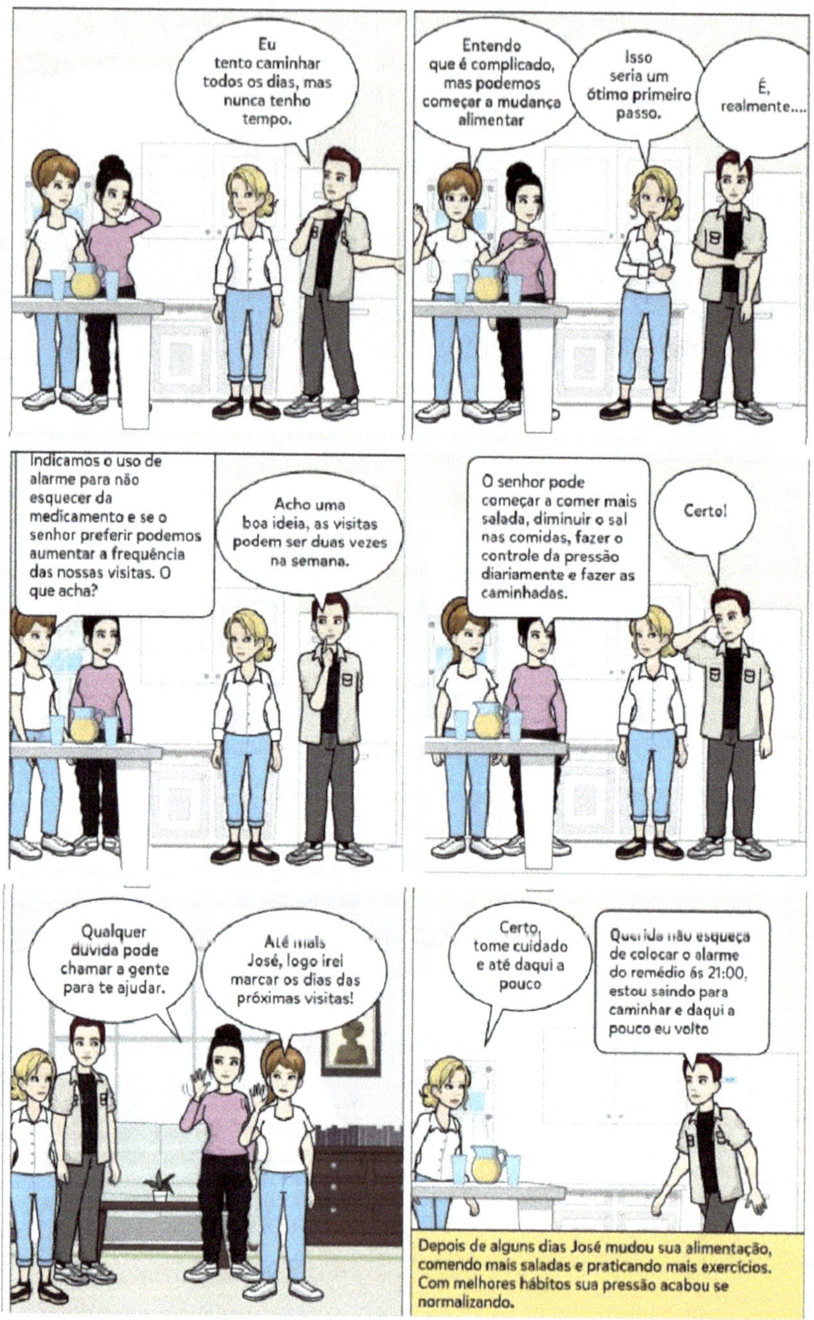
Eu tento caminhar todos os dias, mas nunca tenho tempo.
Entendo que é complicado, mas podemos começar a mudança alimentar
Isso seria um ótimo primeiro passo.
É, realmente...
Indicamos o uso de alarme para não esquecer da medicamento e se o senhor preferir podemos aumentar a frequência das nossas visitas. O que acha?
Acho uma boa ideia, as visitas podem ser duas vezes na semana.
O senhor pode começar a comer mais salada, diminuir o sal nas comidas, fazer o controle da pressão diariamente e fazer as caminhadas.
Certo!
Qualquer duvida pode chamar a gente para te ajudar.
Até mais José, logo irei marcar os dias das próximas visitas!
Certo, tome cuidado e até daqui a pouco
Querida não esqueça de colocar o alarme do remédio ás 21:00, estou saindo para caminhar e daqui a pouco eu volto
Depois de alguns dias José mudou sua alimentação, comendo mais saladas e praticando mais exercícios. Com melhores hábitos sua pressão acabou se normalizando.

HISTÓRIA EM QUADRINHO 04

A CONSULTA DE ENFERMAGEM COM PACIENTE COM FERIDA

ANA PAULA DE ABREU SOUZA
CRISTIELE SANTOS PAULINO DA SILVA
EDUARDA DOS SANTOS BELIZARIO
GIOVANNA ALMEIDA COSTA

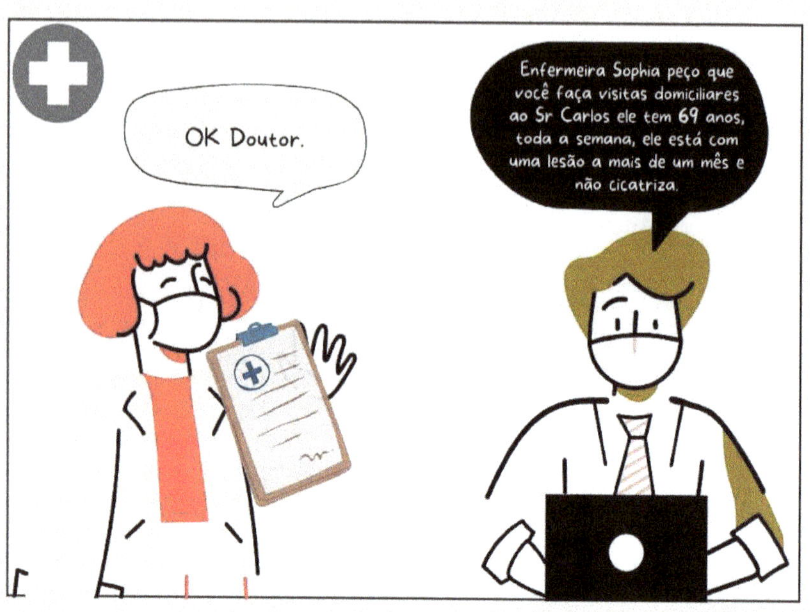
Enfermeira Sophia peço que você faça visitas domiciliares ao Sr Carlos ele tem 69 anos, toda a semana, ele está com uma lesão a mais de um mês e não cicatriza.
OK Doutor.

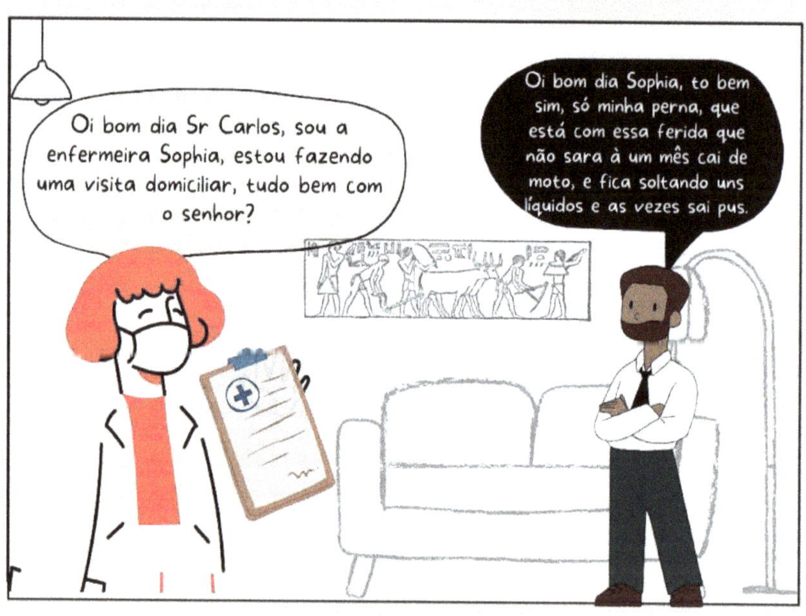
Oi bom dia Sr Carlos, sou a enfermeira Sophia, estou fazendo uma visita domiciliar, tudo bem com o senhor?
Oi bom dia Sophia, to bem sim, só minha perna, que está com essa ferida que não sara à um mês cai de moto, e fica soltando uns líquidos e as vezes sai pus.

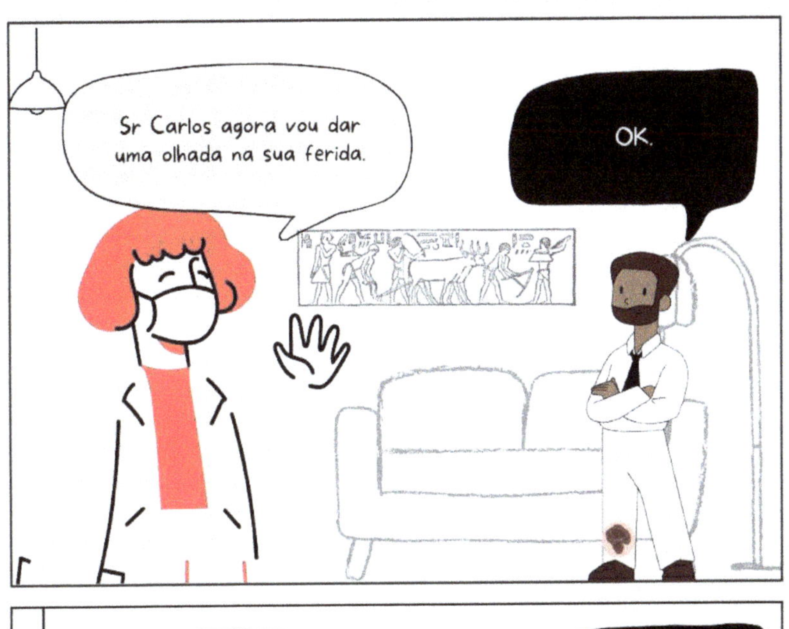
Sr Carlos agora vou dar uma olhada na sua ferida.
OK.

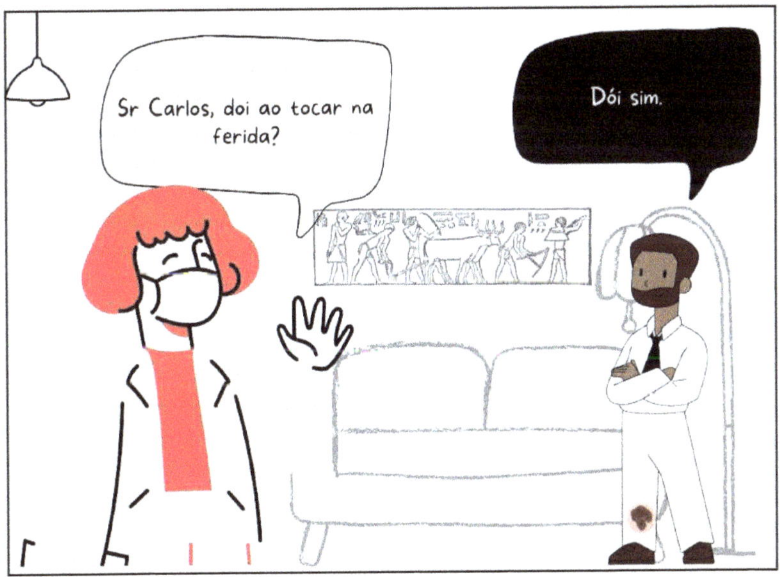
Sr Carlos, doi ao tocar na ferida?
Dói sim.

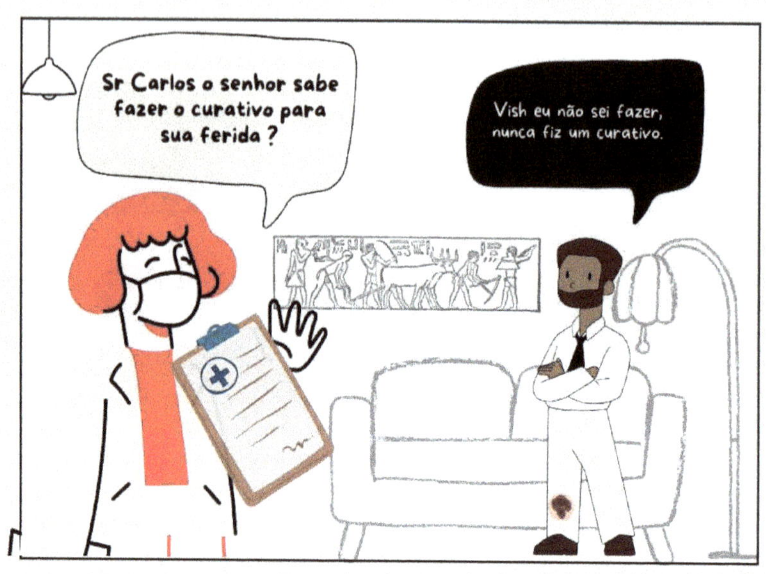
Sr Carlos o senhor sabe fazer o curativo para sua ferida ?
Vish eu não sei fazer, nunca fiz um curativo.

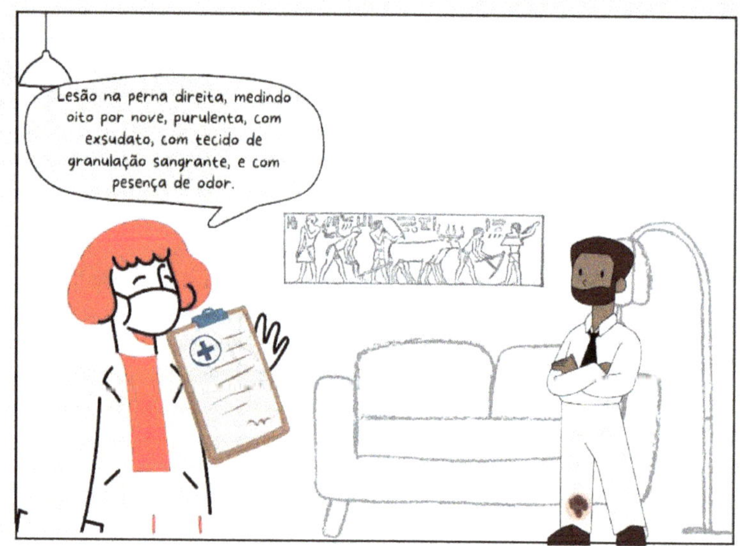
Lesão na perna direita, medindo oito por nove, purulenta, com exsudato, com tecido de granulação sangrante, e com pesença de odor.

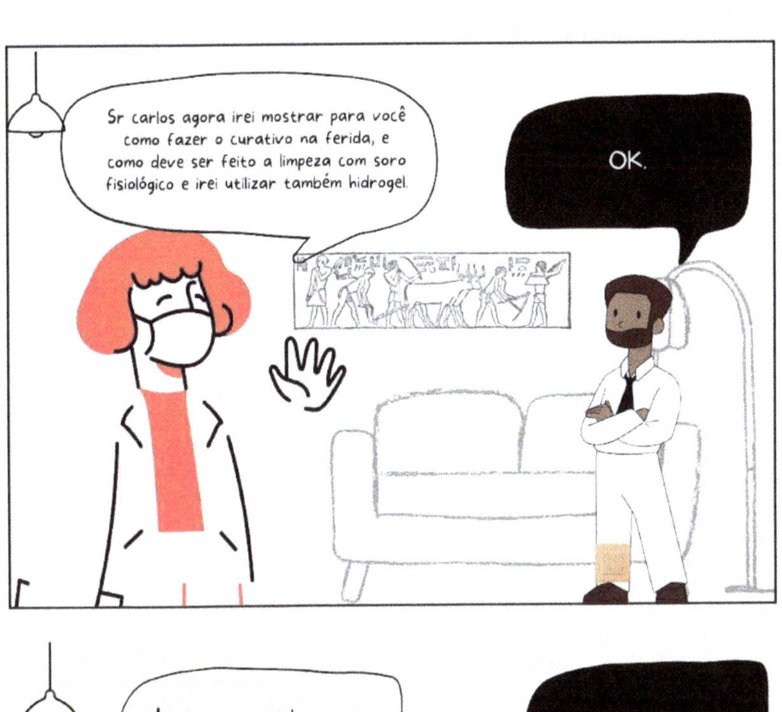
Sr carlos agora irei mostrar para você como fazer o curativo na ferida, e como deve ser feito a limpeza com soro fisiológico e irei utilizar também hidrogel.
OK.

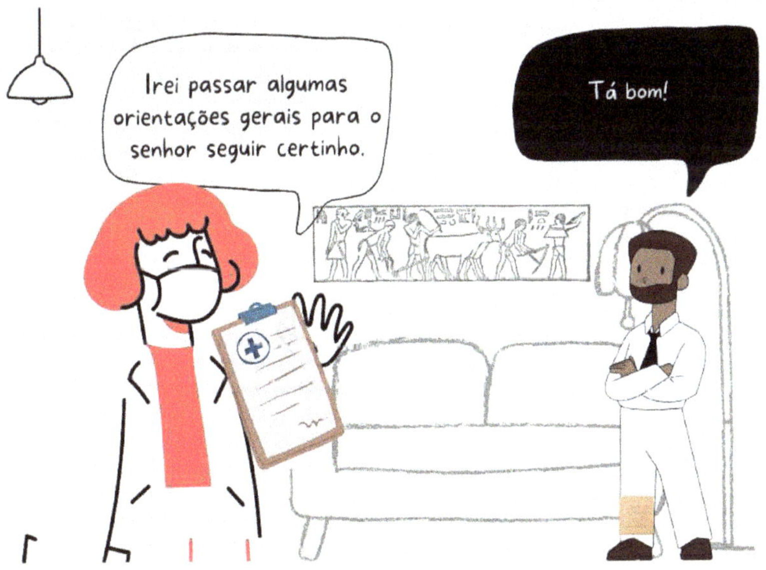
Irei passar algumas orientações gerais para o senhor seguir certinho.
Tá bom!

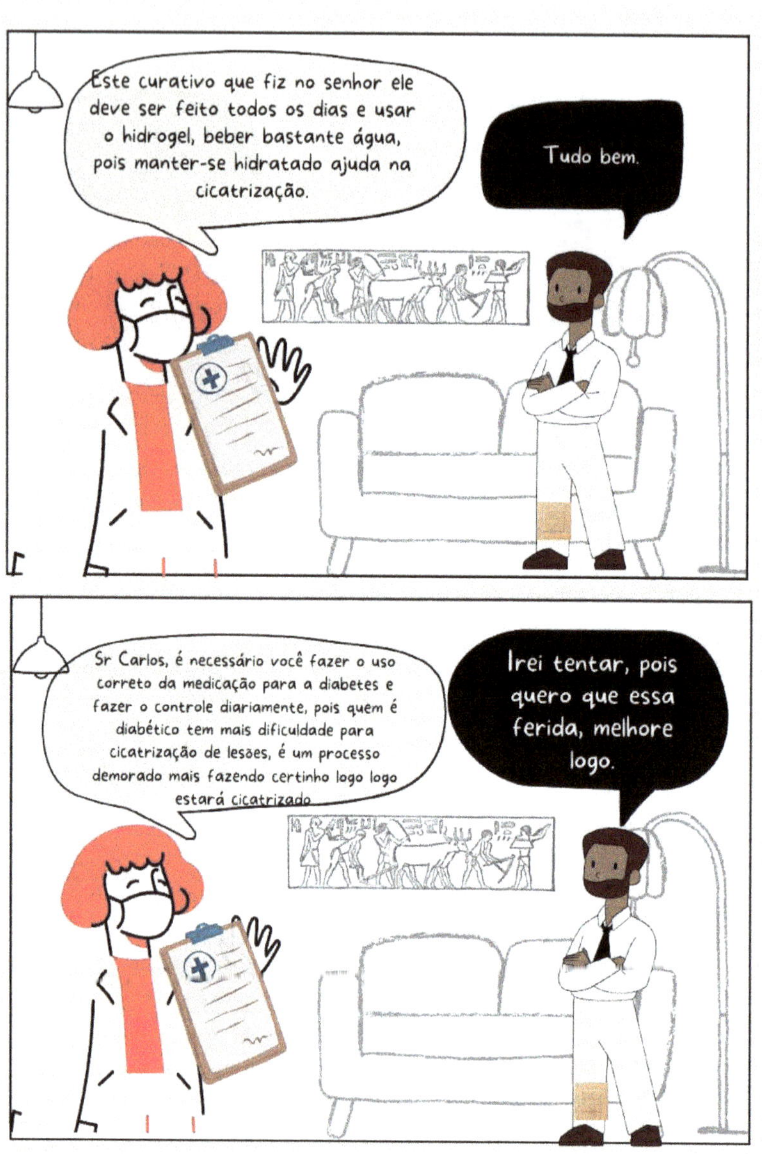
Este curativo que fiz no senhor ele deve ser feito todos os dias e usar o hidrogel, beber bastante água, pois manter-se hidratado ajuda na cicatrização.
Tudo bem.
Sr Carlos, é necessário você fazer o uso correto da medicação para a diabetes e fazer o controle diariamente, pois quem é diabético tem mais dificuldade para cicatrização de lesoes, é um processo demorado mais fazendo certinho logo logo estará cicatrizado
Irei tentar, pois quero que essa ferida, melhore logo.

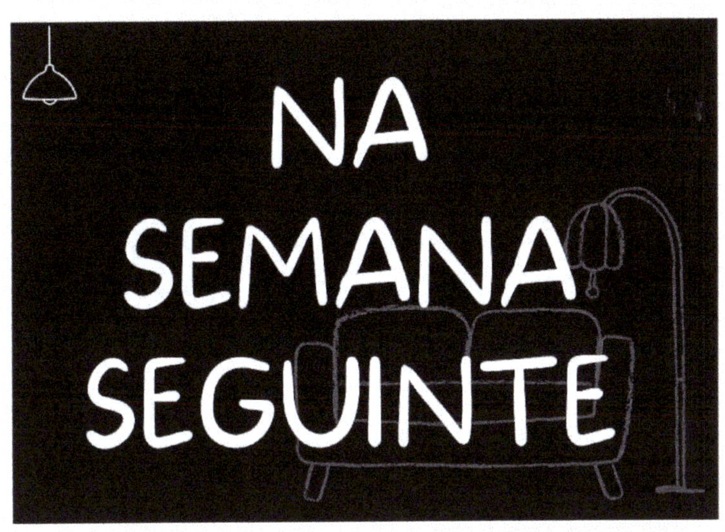
NA SEMANA SEGUINTE

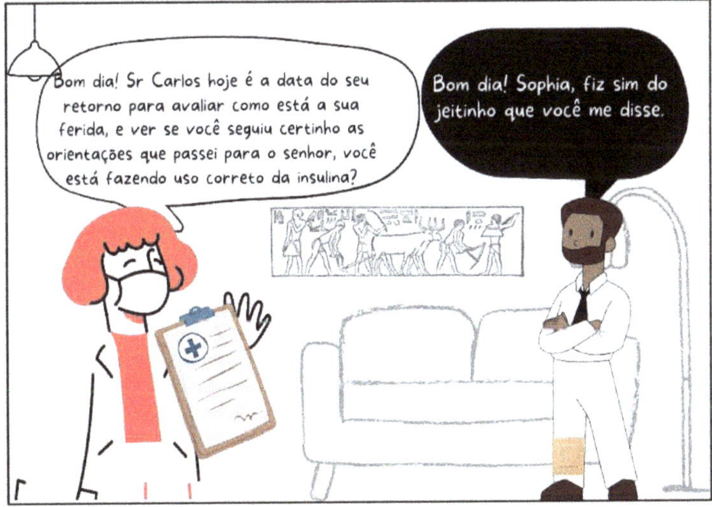
Bom dia! Sr Carlos hoje é a data do seu retorno para avaliar como está a sua ferida, e ver se você seguiu certinho as orientações que passei para o senhor, você está fazendo uso correto da insulina?
Bom dia! Sophia, fiz sim do jeitinho que você me disse.

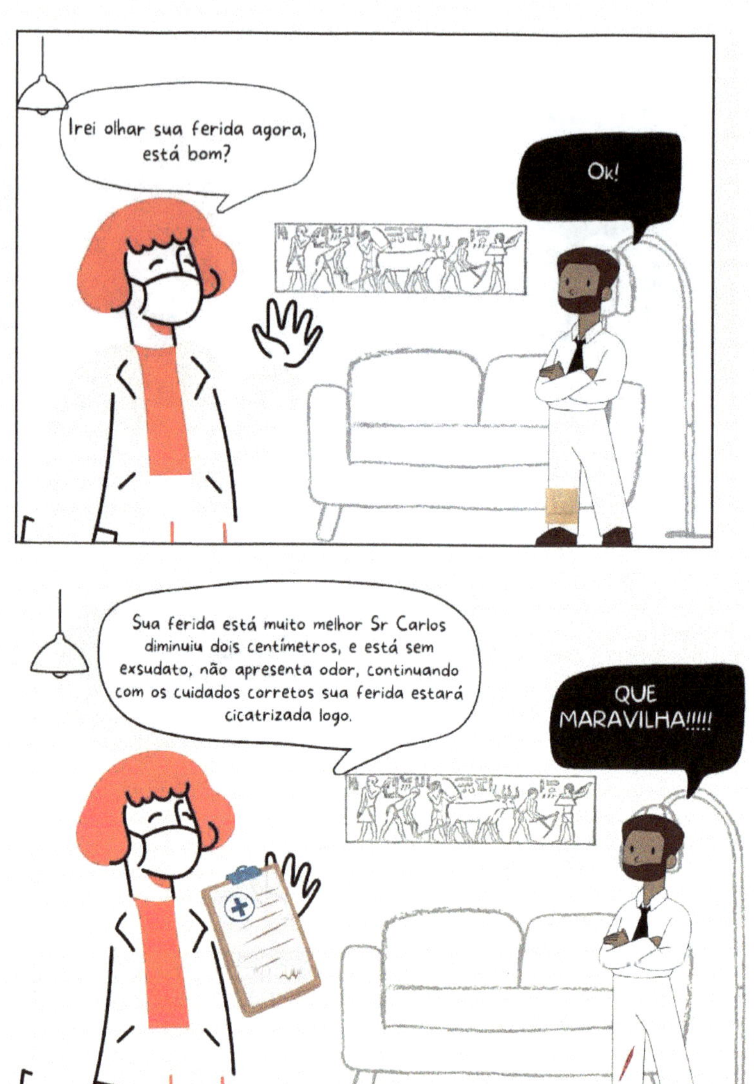
Irei olhar sua ferida agora, está bom?
Ok!
Sua ferida está muito melhor Sr Carlos diminuiu dois centímetros, e está sem exsudato, não apresenta odor, continuando com os cuidados corretos sua ferida estará cicatrizada logo.
QUE MARAVILHA!!!!!

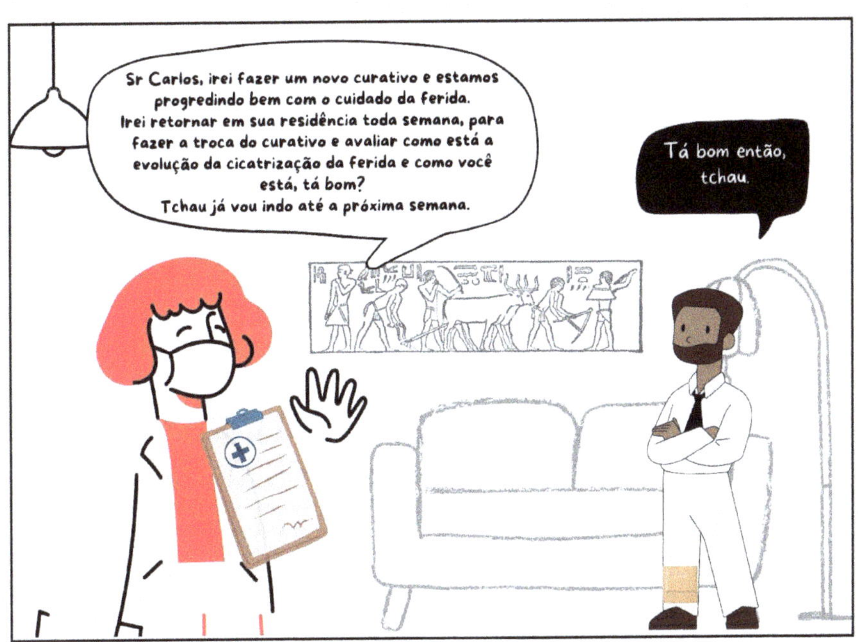
Sr Carlos, irei fazer um novo curativo e estamos progredindo bem com o cuidado da ferida.
Irei retornar em sua residência toda semana, para fazer a troca do curativo e avaliar como está a evolução da cicatrização da ferida e como você está, tá bom?
Tchau já vou indo até a próxima semana.
Tá bom então, tchau.

HISTÓRIA EM QUADRINHO 05

A CONSULTA DE ENFERMAGEM COM PACIENTE COM FADIGA

ANA CRISTINA SILVA SOUSA
DAYANE SOARES ARAÚJO
GABRIELA DE ARRUDA FERNANDES
GUILHERME PEREIRA DOS SANTOS
LETICIA VITÓRIA G. DE SOUZA

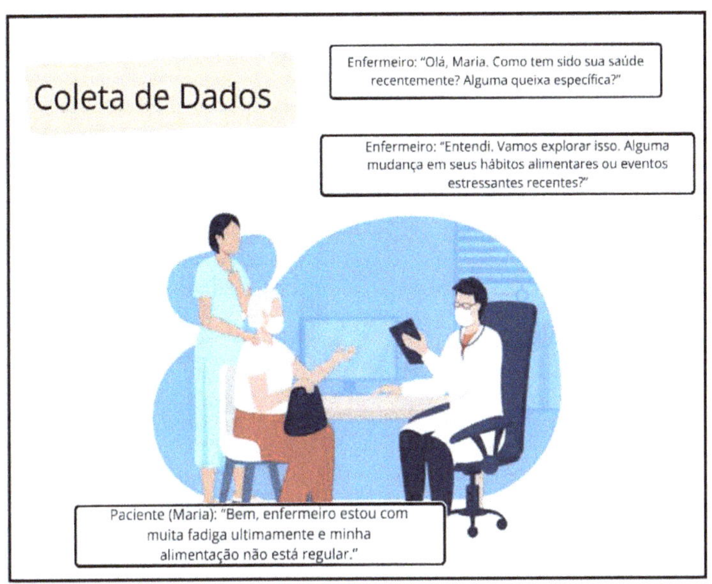
Coleta de Dados
Enfermeiro: "Olá, Maria. Como tem sido sua saúde recentemente? Alguma queixa específica?"
Paciente (Maria): "Bem, enfermeiro estou com muita fadiga ultimamente e minha alimentação não está regular."
Enfermeiro: "Entendi. Vamos explorar isso. Alguma mudança em seus hábitos alimentares ou eventos estressantes recentes?"

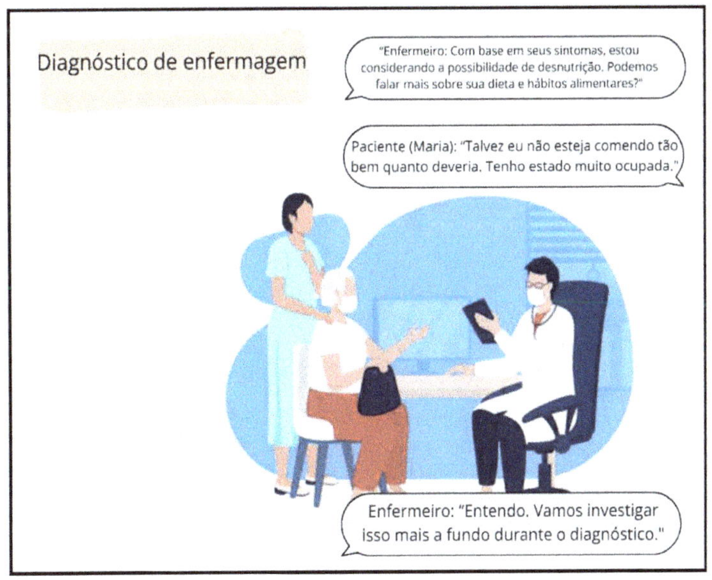
Diagnóstico de enfermagem
"Enfermeiro: Com base em seus sintomas, estou considerando a possibilidade de desnutrição. Podemos falar mais sobre sua dieta e hábitos alimentares?"
Paciente (Maria): "Talvez eu não esteja comendo tão bem quanto deveria. Tenho estado muito ocupada."
Enfermeiro: "Entendo. Vamos investigar isso mais a fundo durante o diagnóstico."

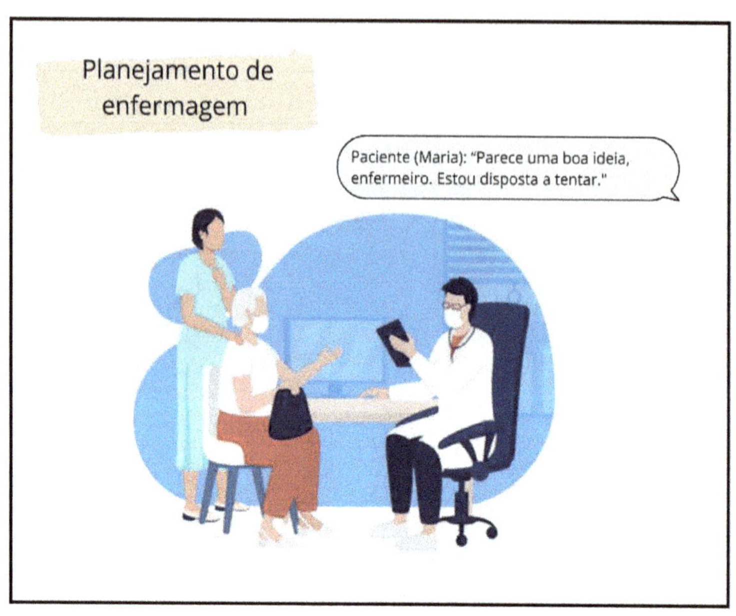
Planejamento de enfermagem
Paciente (Maria): "Parece uma boa ideia, enfermeiro. Estou disposta a tentar."

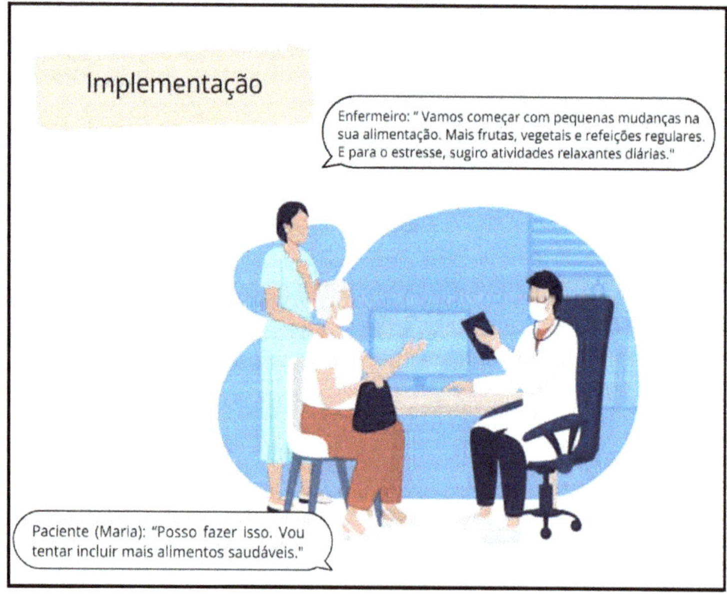
Implementação
Enfermeiro: " Vamos começar com pequenas mudanças na sua alimentação. Mais frutas, vegetais e refeições regulares. E para o estresse, sugiro atividades relaxantes diárias."
Paciente (Maria): "Posso fazer isso. Vou tentar incluir mais alimentos saudáveis."

Avaliação de Enfermagem

Enfermeiro: "Passou um tempo, Maria. Como se sente agora em relação à fadiga e à alimentação?"

Paciente (Maria): "Sinto mais energia, enfermeiro. E estou conseguindo manter uma dieta mais equilibrada."

Enfermeiro: "Ótimo progresso, Maria. Vamos continuar acompanhando e ajustando conforme necessário para garantir sua saúde a longo prazo."

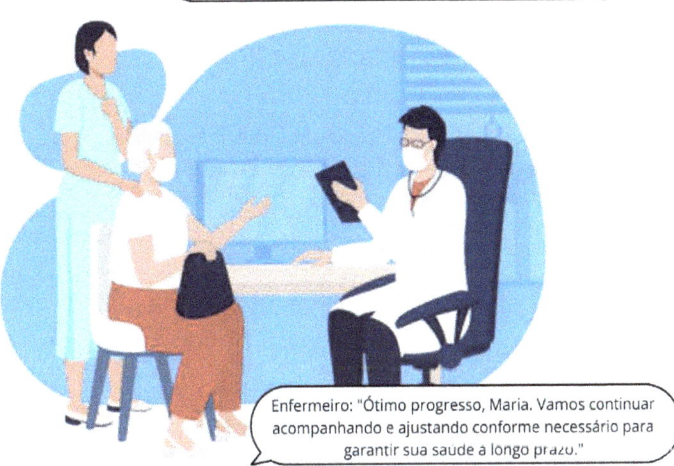

HISTÓRIA EM QUADRINHO 06

A CONSULTA DE ENFERMAGEM COM PACIENTE COM BERNE

AMANDA SANTOS COUTINHO
BEATRIZ BEGGO
FERNANDA ENZ ANTUNES
LEONARDO VARELLA MACIEL
MARIANA DORIA GUIMARÃES SANTALIESTRA

A BUSCA PELO BERNE

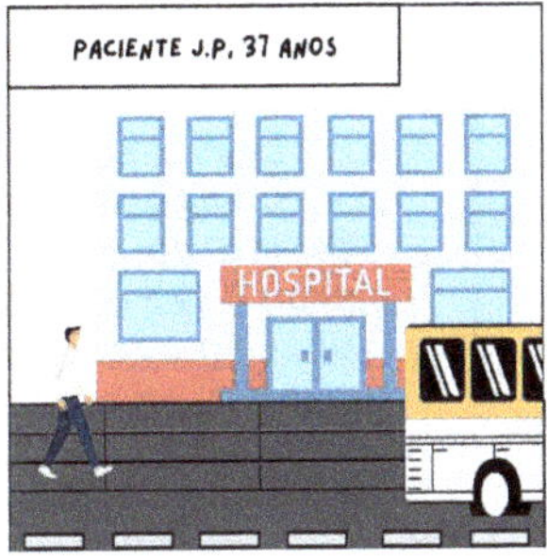

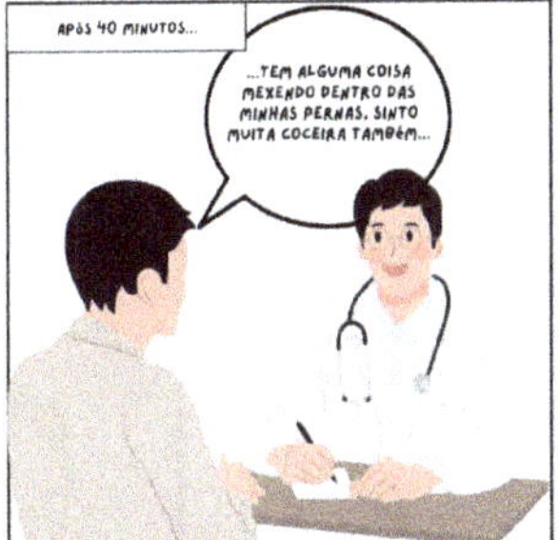

DADOS DO PACIENTE:
- NOME: J.P
- IDADE: 37 ANOS
- LOCALIZAÇÃO: MORADOR DE ÁREA RURAL

HISTÓRICO DE ADMISSÃO:
- QUEIXA PRINCIPAL: LESÃO EM MEMBROS INFERIORES (DIREITO E ESQUERDO) COM ASPECTO PURULENTO, EDEMA E VERMELHIDÃO.
- SINTOMAS RELATADOS: SENSAÇÃO DE MOVIMENTO E INTENSA COCEIRA NA REGIÃO AFETADA.
- HISTÓRICO MÉDICO: PROCURA PRÉVIA A DOIS EVENTOS NO PRONTO-SOCORRO COM QUEIXA SEMELHANTE, PRESCRIÇÃO DE ANTIBIÓTICOS E INSTRUÇÕES PARA CURATIVOS OCLUSIVOS.

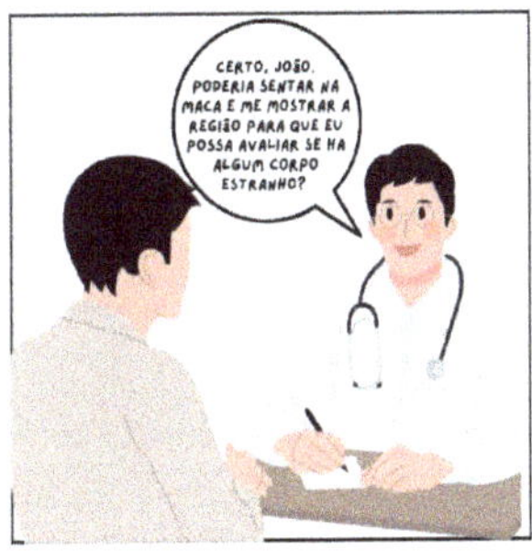

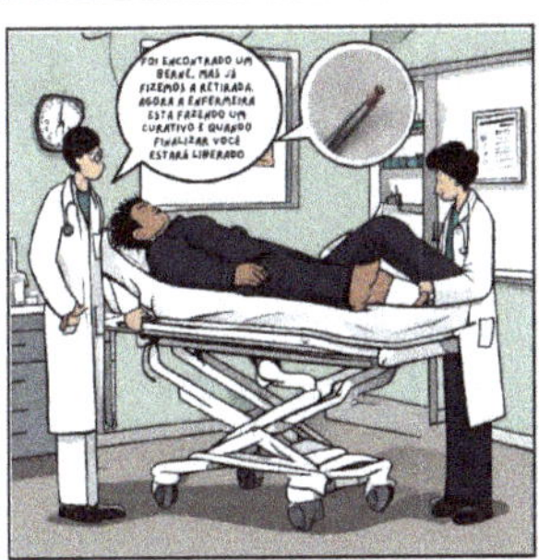

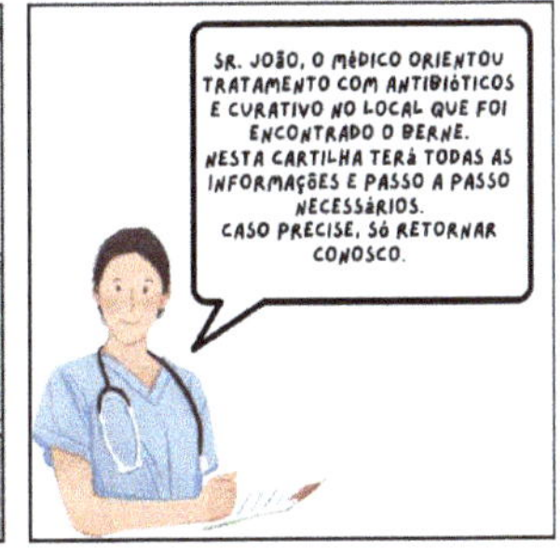

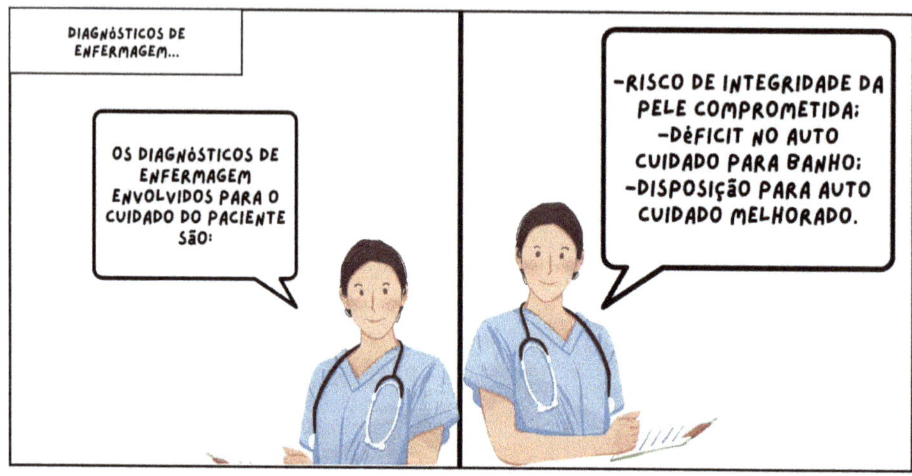
DIAGNÓSTICOS DE ENFERMAGEM...
OS DIAGNÓSTICOS DE ENFERMAGEM ENVOLVIDOS PARA O CUIDADO DO PACIENTE SÃO:
-RISCO DE INTEGRIDADE DA PELE COMPROMETIDA;
-DÉFICIT NO AUTO CUIDADO PARA BANHO;
-DISPOSIÇÃO PARA AUTO CUIDADO MELHORADO.

HISTÓRIA EM QUADRINHO 07

A CONSULTA DE ENFERMAGEM COM PACIENTE IDOSO

CAROLINE VENTURELLI
ELLEN ELLEN ISABEL OLIVEIRA FEITOZA
JOYCE CHAVES SANTOS
LUANA VICTORIA OMETTO
MARIANA CAMILO DOS SANTOS

CASO CLINICO

J.S, 60 anos, viúvo com dois filhos, mora sozinho, nestes últimos dias tem se sentido mal, mas não buscou ajuda, pois no quis dar trabalho a ninguem

Meu Deus!! o Senhor esta bem??
Eu so me senti um pouco mal, nada de mais...
Vou leva-lo ao medíco!!

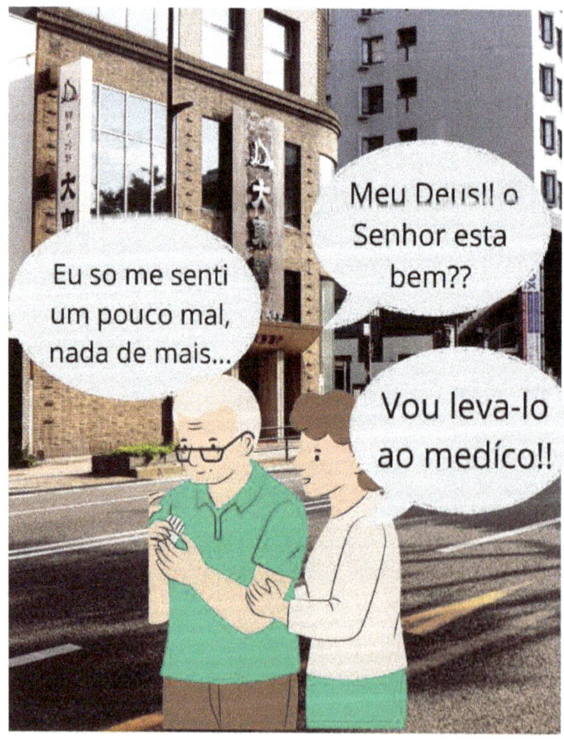

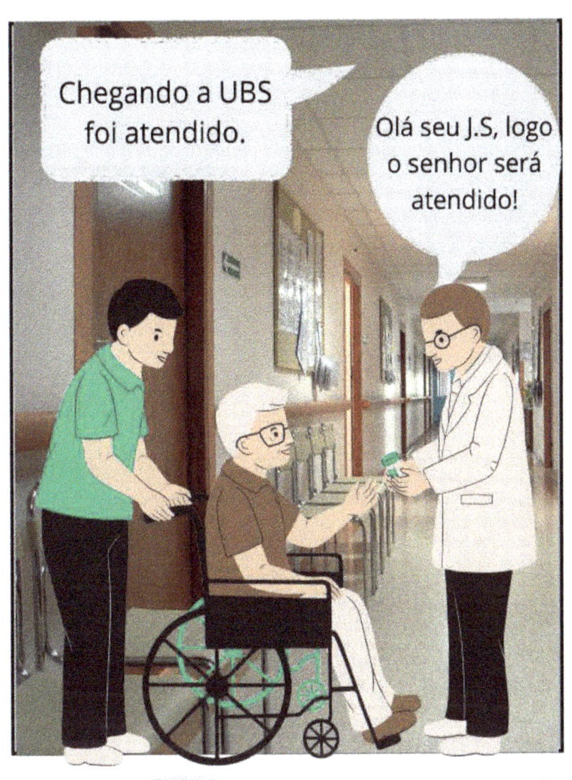
Chegando a UBS foi atendido.
Olá seu J.S, logo o senhor será atendido!

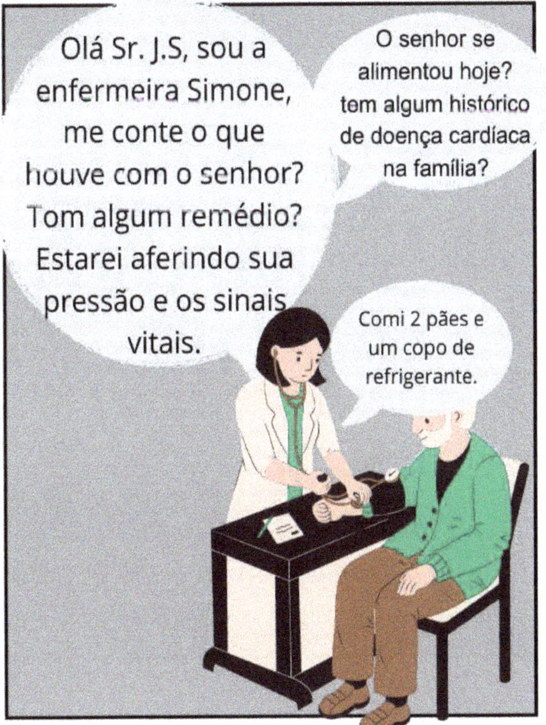
Olá Sr. J.S, sou a enfermeira Simone, me conte o que houve com o senhor? Tom algum remédio? Estarei aferindo sua pressão e os sinais vitais.
O senhor se alimentou hoje? tem algum histórico de doença cardíaca na família?
Comi 2 pães e um copo de refrigerante.

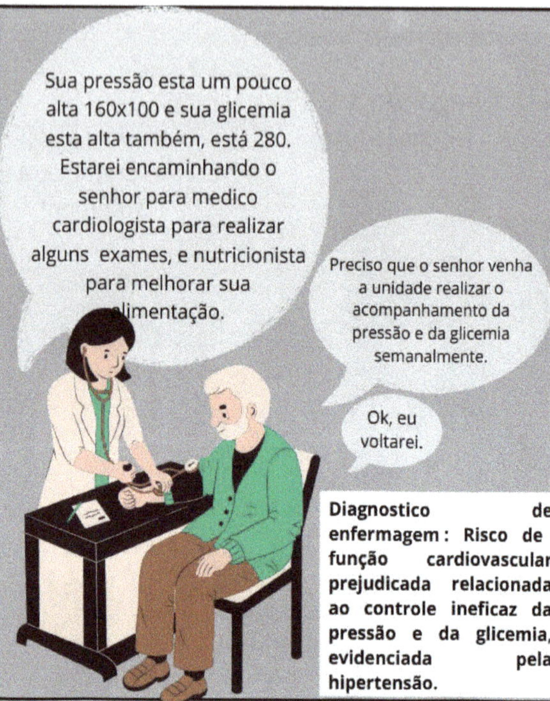

1 SEMANA DEPOIS...

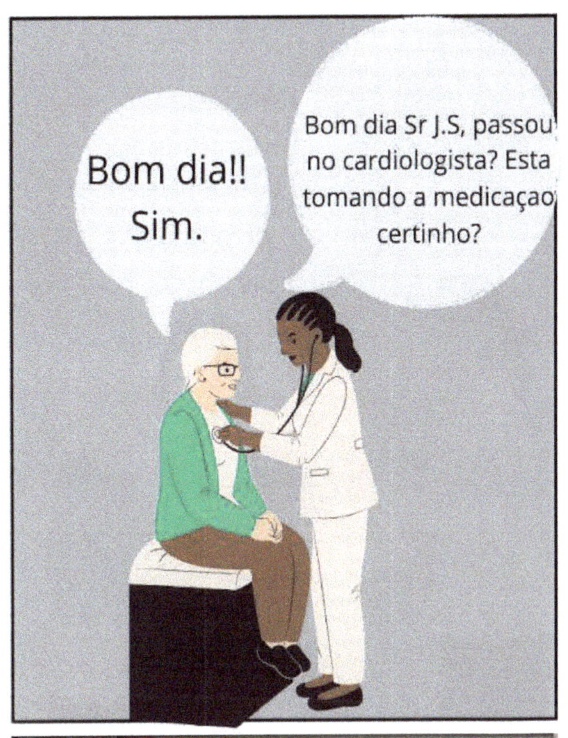
Bom dia Sr J.S, passou no cardiologista? Esta tomando a medicaçao certinho?
Bom dia!! Sim.

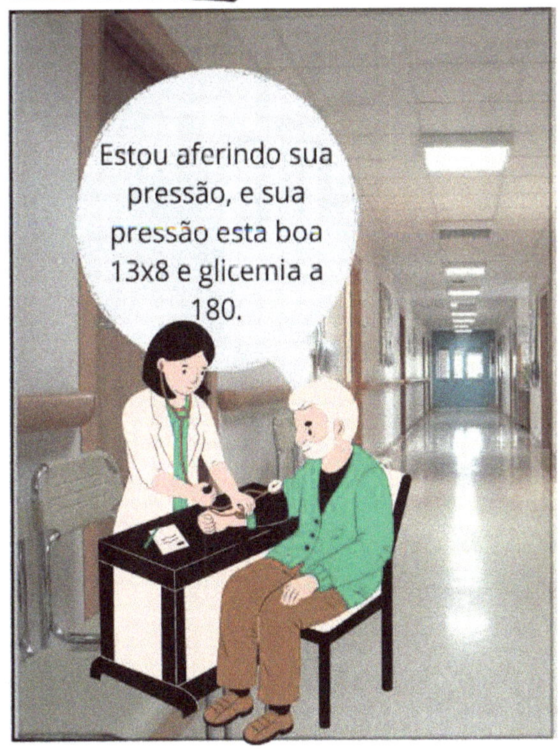
Estou aferindo sua pressão, e sua pressão esta boa 13x8 e glicemia a 180.

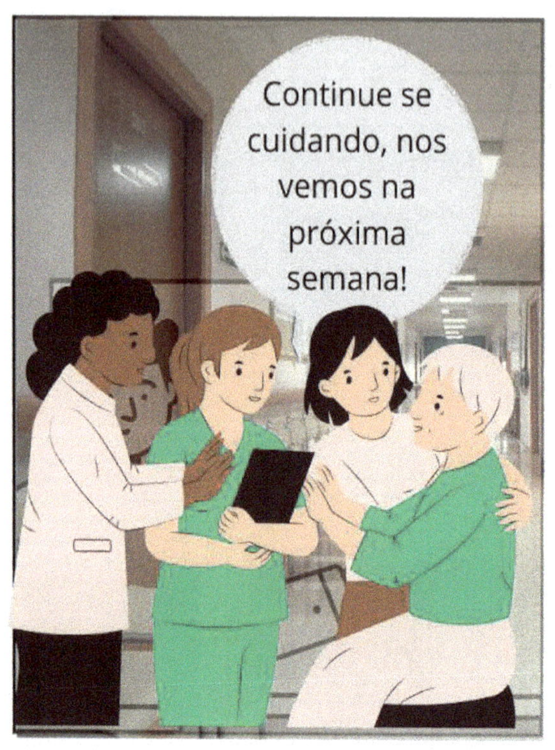
Continue se cuidando, nos vemos na próxima semana!

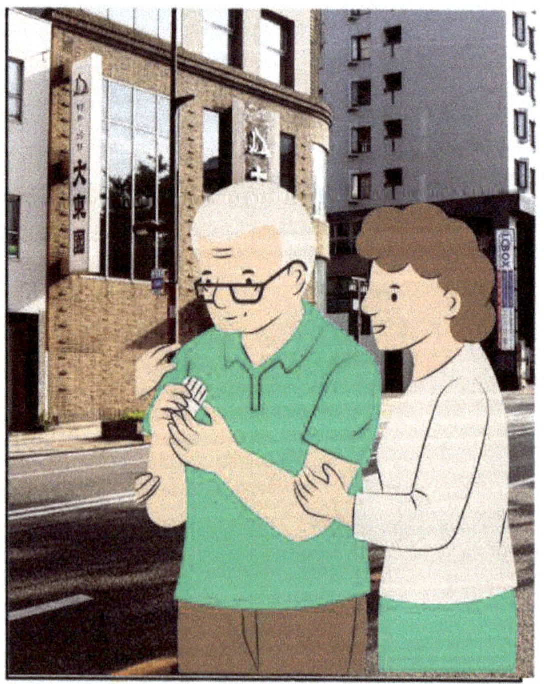

HISTÓRIA EM QUADRINHO 08

A CONSULTA DE ENFERMAGEM COM PACIENTE FALTA DE MOBILIDADE

CASSIA AFONSO DOS SANTOS DE OLIVEIRA
MARIA ELIETE DOS SANTOS PASSARINI
MICHELLE C. BUSETTO CAETANO FRANCO
VALDIRENE R. DOS SANTOS CASTRO
YASMIM SOUSA SANTOS

MOBILIDADE FÍSICA PREJUDICADA

A FAMÍLIA DO SR. JOÃO DE 67 ANOS, PREOCUPADA COM A RESISTÊNCIA DELE PARA LEVANTAR-SE E DESEMPENHAR ATIVIDADES DO DIA A DIA, RESOLVEU ACIONAR O ENFERMEIRO PEDRO, DO HOME CARE QUE O ACOMPANHA PARA QUE PUDESSE AJUDAR A MELHORAR A CONDIÇÃO DE VIDA DO IDOSO.

Diagnóstico:
Mobilidade Física Prejudicada

Característica definidora:
Tremor induzido pelo movimento

Fator relacionado:
Força muscular diminuída

Condição associada:
Prejuízo musculoesquelético

Acrônimo	Definição	Descrição
P	Paciente ou diagnostico de enfermagem ou diagnóstico médico: Mobilidade Física Prejudicada.	-Mobilidade Física Prejudicada / Impaired Physical Mobility -Paciente acamado com assistência de enfermagem em mobilidade física prejudicada.
I	Prescrição	-Realizar avaliação sistemática da mobilidade física prejudicada em paciente acamado. -Encorajar o cliente à desenvolver exercícios eventuais de mobilidade física. Identificando e promovendo conforto minimizando o medo. -Traçar condutas, transmitindo o objetivo e clareza ao cliente sobre os procedimentos realizados.
C	Controle ou comparação	Não se aplica
O	Resultado	-Atingir as metas elaboradas conforme a prescrição de enfermagem.

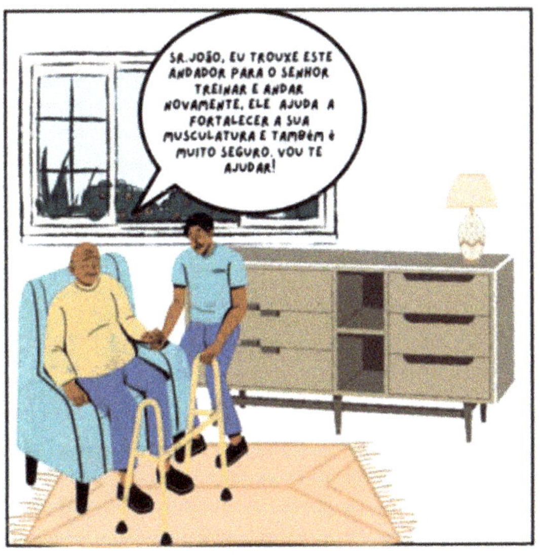

VAMOS TENTAR CAMINHAR UM POUCO SR JOÃO, SEGURA FIRME EM MEU BRAÇO E SE SENTIR CANSAÇO ME AVISE QUE PARAMOS UM POUCO, TUDO BEM?

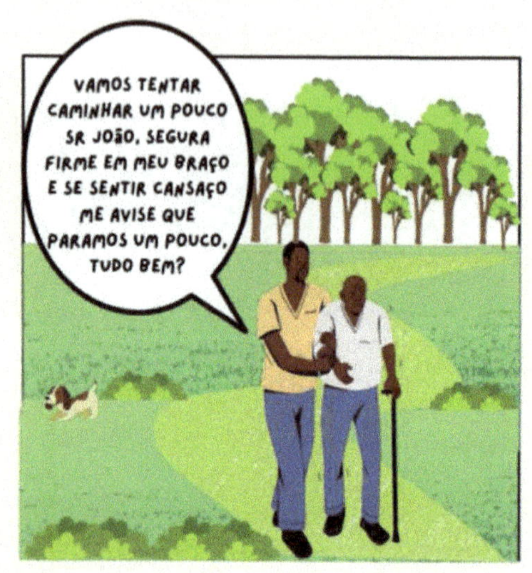

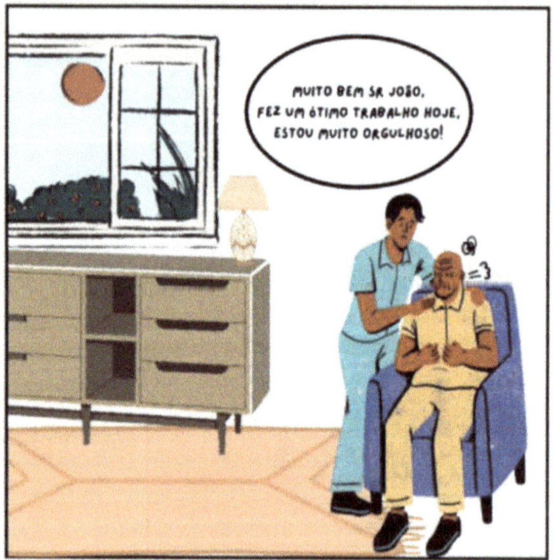

CONCLUSÃO

O enfermeio do Sr. João fez a prescrição dos cuidados objetivando melhorar a mobilidade do idoso. Com opassar dos dias, o cuidado que o profissional desempenhou foi tão eficaz que o Sr. João conseguiu andar novamente com mais segurança usando umabengala e reestabeleceu a sua rotina.

HISTÓRIA EM QUADRINHO 09

A CONSULTA DE ENFERMAGEM COM PACIENTE DIABÉTICO

ALESSANDRA DA SILVA
ANA LUIZA DE SOUZA SILVA
EDSON MIGUEL FERREIRA GUEDES
GIOVANNA DE FATIMA DIAS JANUARIO
SANDRA TERTULIANO DA SILVA

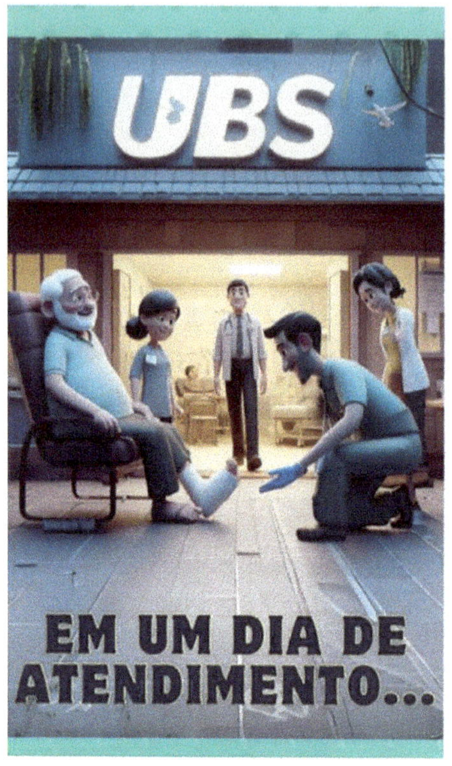
UBS
EM UM DIA DE ATENDIMENTO...

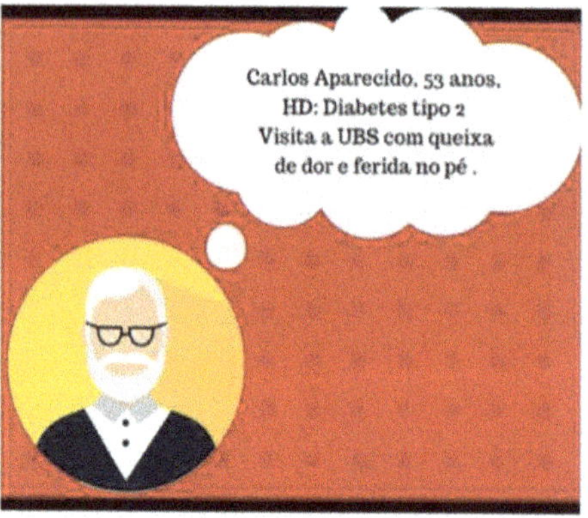
Carlos Aparecido, 53 anos,
HD: Diabetes tipo 2
Visita a UBS com queixa
de dor e ferida no pé .

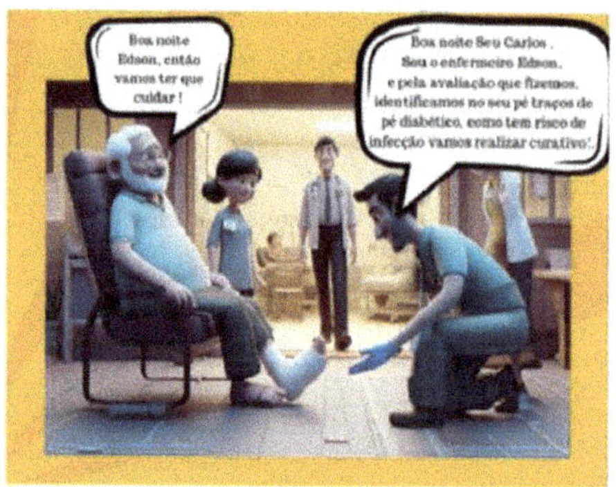
Boa noite Seu Carlos . Sou o enfermeiro Edson, e pela avaliação que fizemos, identificamos no seu pé traços de pé diabético, como tem risco de infecção vamos realizar curativo'.
Boa noite Edson, então vamos ter que cuidar !

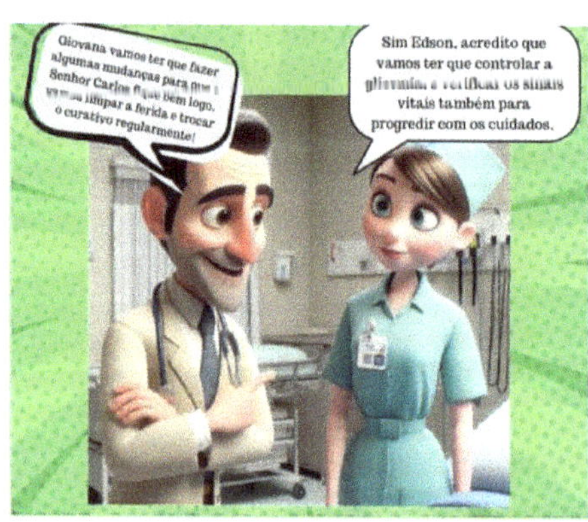
Giovana vamos ter que fazer algumas mudanças para que Senhor Carlos fique bem logo, limpar a ferida e trocar o curativo regularmente!
Sim Edson, acredito que vamos ter que controlar a
vitais também para progredir com os cuidados.

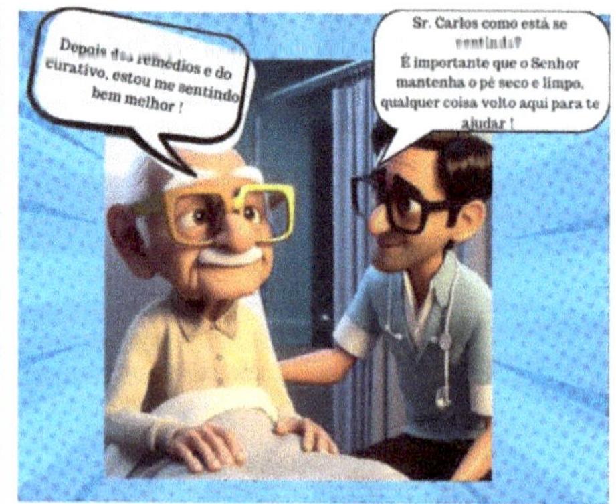
Sr. Carlos como está se
É importante que o Senhor mantenha o pé seco e limpo, qualquer coisa volto aqui para te ajudar !
Depois remédios e do curativo, estou me sentindo bem melhor !

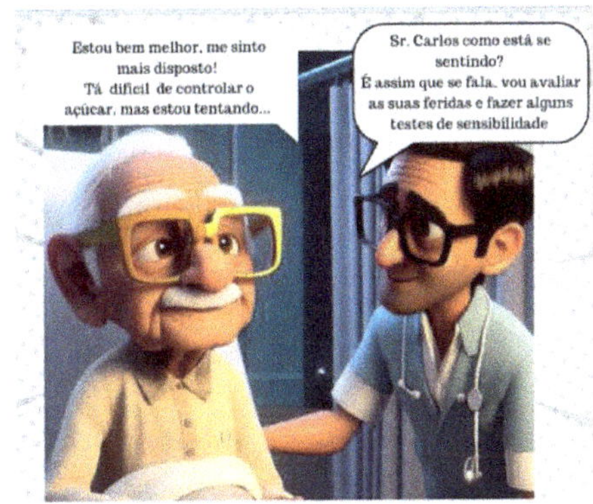
Sr. Carlos como está se sentindo? É assim que se fala, vou avaliar as suas feridas e fazer alguns testes de sensibilidade
Estou bem melhor, me sinto mais disposto! Tá difícil de controlar o açúcar, mas estou tentando...

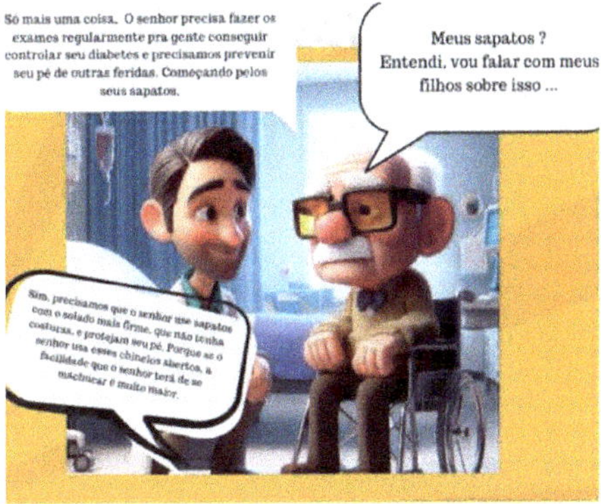
Só mais uma coisa. O senhor precisa fazer os exames regularmente pra gente conseguir controlar seu diabetes e precisamos prevenir seu pé de outras feridas. Começando pelos seus sapatos.
Meus sapatos ? Entendi, vou falar com meus filhos sobre isso ...
Sim, precisamos que o senhor use sapatos com o solado mais firme, que não tenha costuras, e protejam seu pé. Porque se o senhor usa esses chinelos abertos, a facilidade que o senhor terá de se machucar é muito maior.

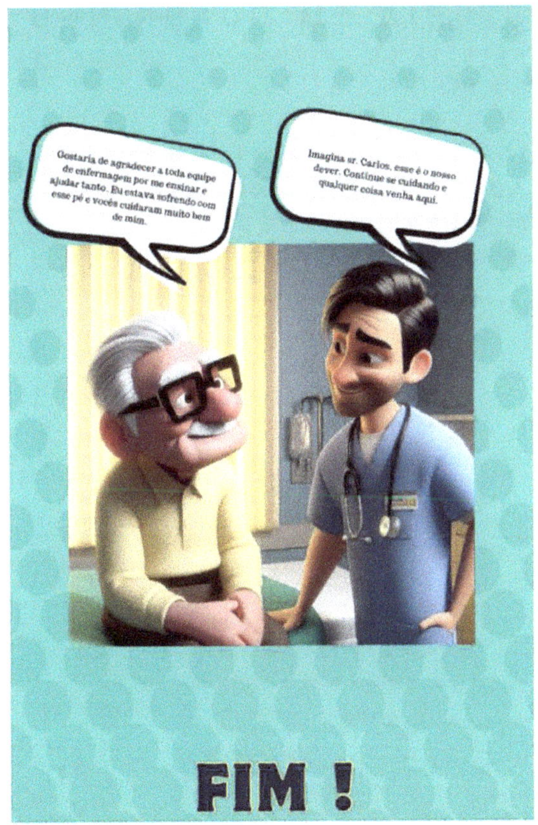
Gostaria de agradecer a toda equipe de enfermagem por me ensinar e ajudar tanto. Eu estava sofrendo com esse pé e vocês cuidaram muito bem de mim.
Imagina sr. Carlos, esse é o nosso dever. Continue se cuidando e qualquer coisa venha aqui.
FIM !

HISTÓRIA EM QUADRINHO 10

A CONSULTA DE ENFERMAGEM COM PACIENTE HIPERTENSO E COM FERIDA

BIANCA GARCIA ROTHENBERGER
GRAZIELLY STEVANIN DO NASCIMENTO
MARIA ISABELE CABRAL PROENÇA

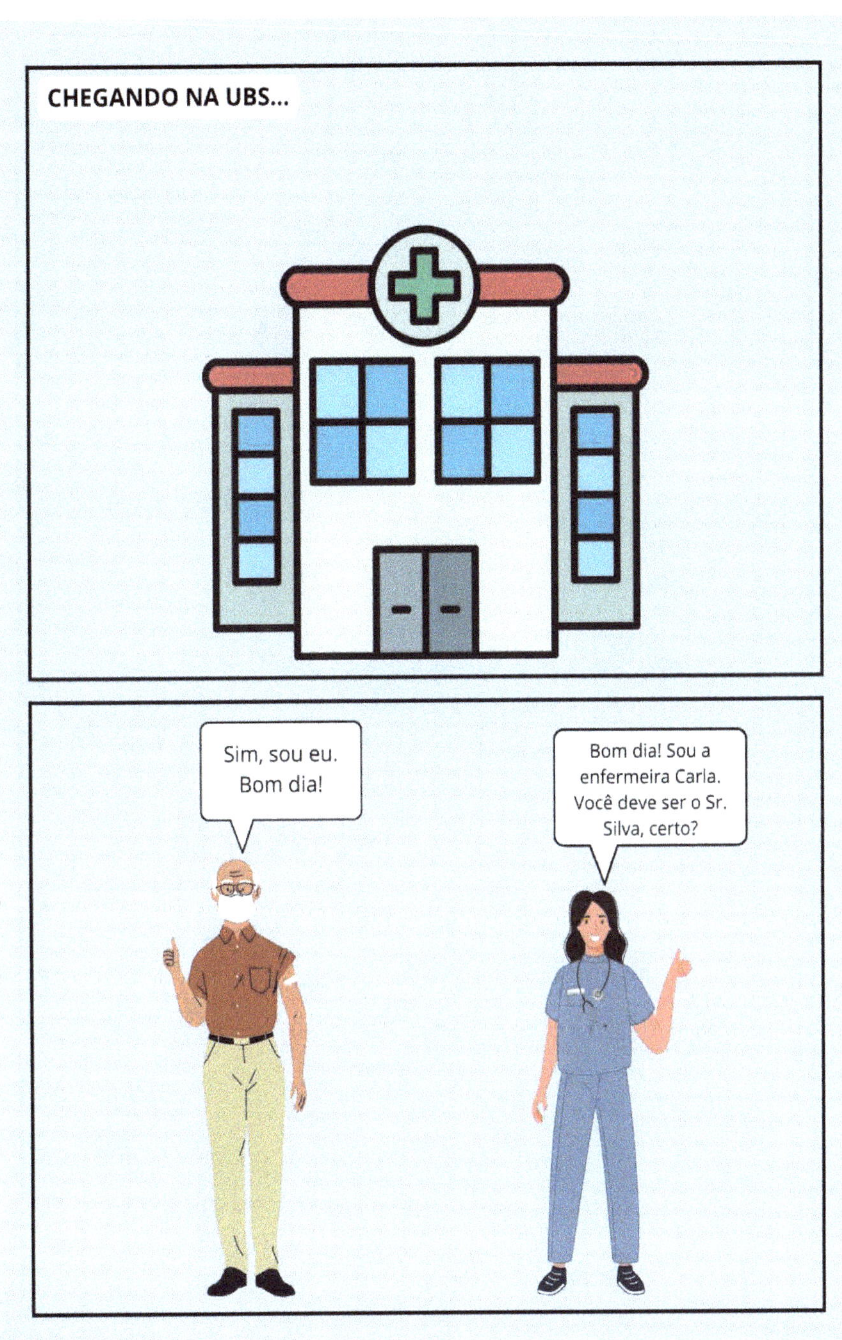
CHEGANDO NA UBS...
Bom dia! Sou a enfermeira Carla. Você deve ser o Sr. Silva, certo?
Sim, sou eu. Bom dia!

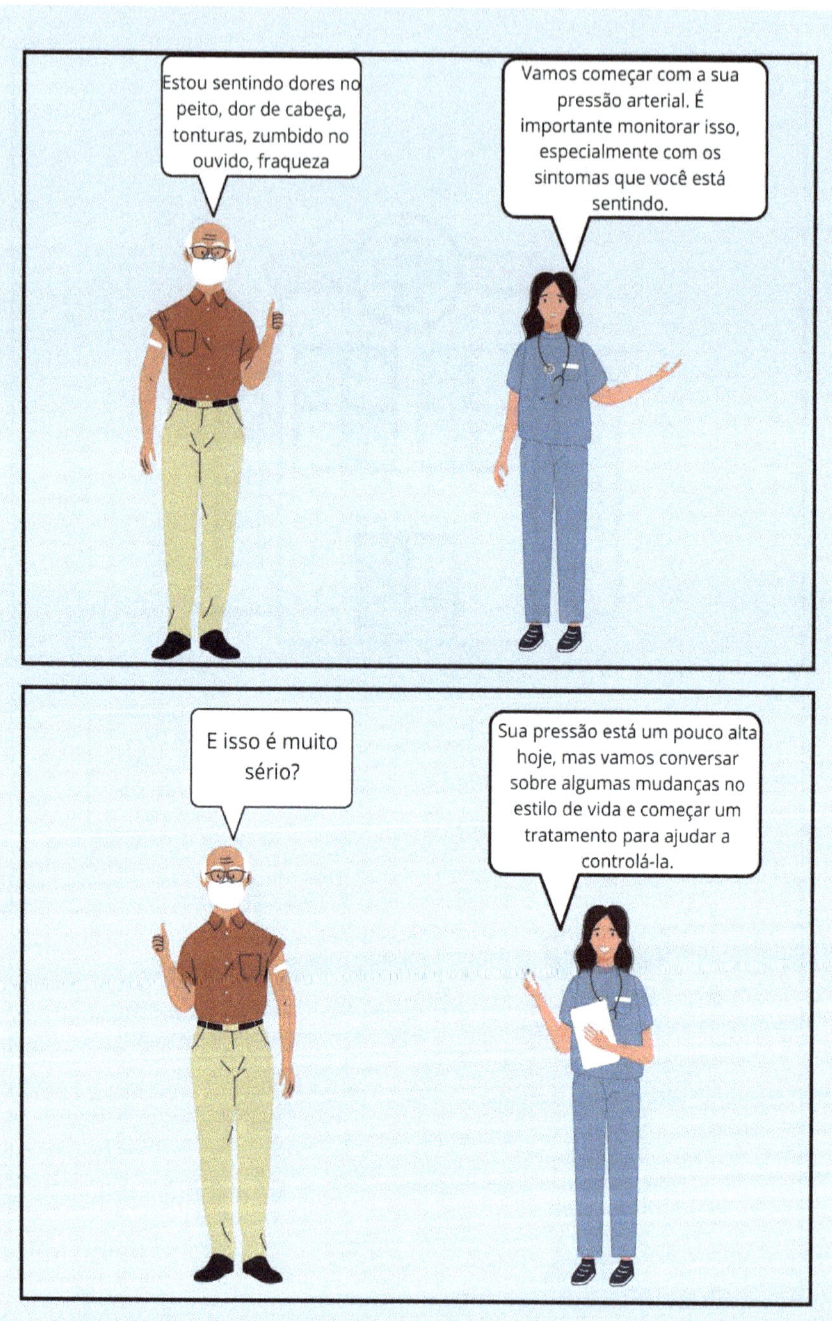
Estou sentindo dores no peito, dor de cabeça, tonturas, zumbido no ouvido, fraqueza
Vamos começar com a sua pressão arterial. É importante monitorar isso, especialmente com os sintomas que você está sentindo.
E isso é muito sério?
Sua pressão está um pouco alta hoje, mas vamos conversar sobre algumas mudanças no estilo de vida e começar um tratamento para ajudar a controlá-la.

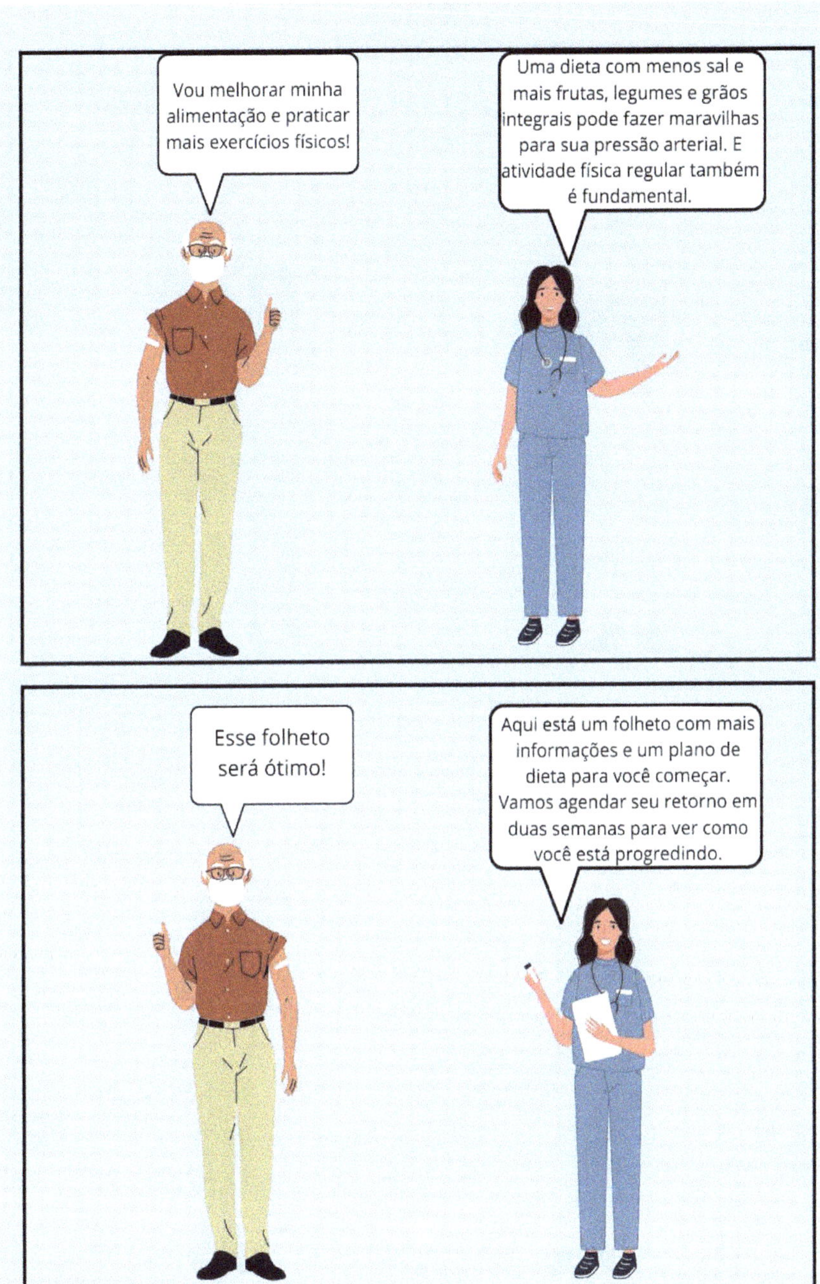
Vou melhorar minha alimentação e praticar mais exercícios físicos!
Uma dieta com menos sal e mais frutas, legumes e grãos integrais pode fazer maravilhas para sua pressão arterial. E atividade física regular também é fundamental.
Esse folheto será ótimo!
Aqui está um folheto com mais informações e um plano de dieta para você começar. Vamos agendar seu retorno em duas semanas para ver como você está progredindo.

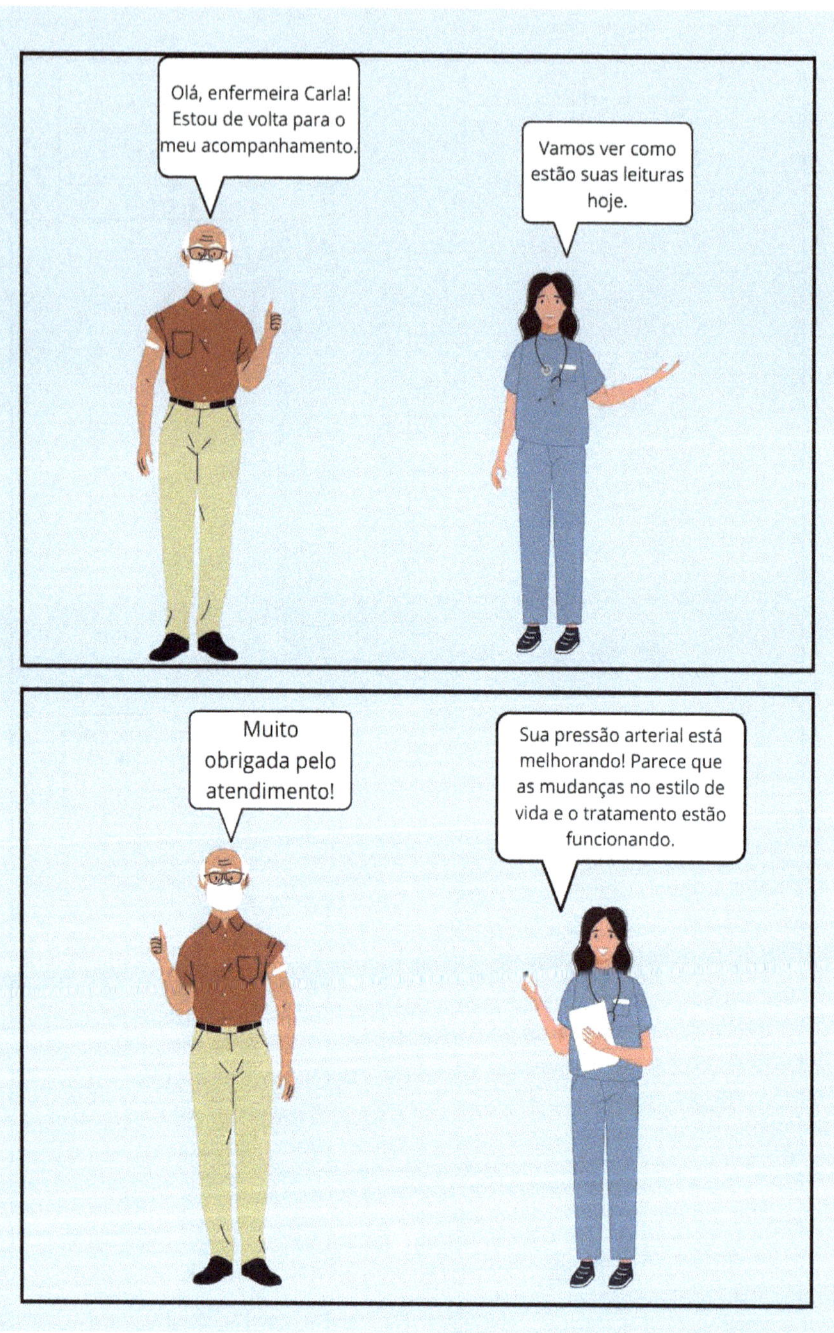
Olá, enfermeira Carla! Estou de volta para o meu acompanhamento.
Vamos ver como estão suas leituras hoje.
Muito obrigada pelo atendimento!
Sua pressão arterial está melhorando! Parece que as mudanças no estilo de vida e o tratamento estão funcionando.

CAPÍTULO III

CONCLUSÃO

Conclusão

Além do papel fundamental desempenhado pela consulta de enfermagem na prática profissional, é vital destacar a importância da aprendizagem dos discentes de enfermagem sobre esse processo. A formação dos futuros enfermeiros não se limita apenas à transmissão de conhecimentos teóricos e técnicos, mas também deve incluir a compreensão e a prática da consulta de enfermagem como parte integrante do cuidado de saúde.

Uma estratégia interessante para envolver os discentes na aprendizagem da consulta de enfermagem é o uso de histórias em quadrinhos. As histórias em quadrinhos oferecem uma forma visual e acessível de apresentar conceitos complexos de forma cativante e envolvente. Ao criar histórias em quadrinhos que retratam cenários de consulta de enfermagem, os alunos podem não apenas aprender sobre o processo em si, mas também desenvolver habilidades de comunicação, empatia e tomada de decisão.

As histórias em quadrinhos também podem ser uma ferramenta eficaz para explorar questões éticas, culturais e sociais relacionadas à consulta de enfermagem. Os discentes podem ser desafiados a criar histórias que abordem dilemas éticos comuns enfrentados pelos enfermeiros durante a consulta, incentivando-os a refletir sobre suas próprias práticas e valores profissionais.

A consulta de enfermagem não apenas documenta a prática profissional, mas também guia as decisões de assistência, promovendo a resolução de problemas e a compreensão ampliada da história de vida do paciente. Além disso, ao ser reconhecida como uma atividade privativa do enfermeiro, ela impulsiona mudanças na prática assistencial, levando a uma abordagem mais metodológica e orientada para objetivos definidos.

Por meio da consulta de enfermagem, os profissionais da área são capacitados a oferecer cuidados de saúde individualizados e de alta qualidade, promovendo não apenas a cura, mas também o bem-estar físico, emocional e social do paciente. Assim, é evidente que a consulta de enfermagem não é apenas uma etapa do processo de enfermagem, mas sim uma ferramenta vital para a promoção da saúde e o aprimoramento da qualidade de vida daqueles que são assistidos pela enfermagem.

REFERÊNCIAS

Referências

Arnold, E. C., & Boggs, K. U. (2019). **Interpersonal Relationships: Professional Communication Skills for Nurses** (7ª ed.). Livro. Elsevier Health Sciences.

Carpenito, L. J. (2017). **Nursing Diagnosis: Application to Clinical Practice** (15ª ed.). Livro. Wolters Kluwer Health.

Dossey, B. M., Keegan, L., Guzzetta, C., E. (2018). **Holistic Nursing: A Handbook for Practice** (7ª ed.). Livro. Jones & Bartlett Learning.

Duarte, A. (2008). Consulta de enfermagem em saúde mental: um contributo para a prática baseada em evidências. Artigo. **Revista Portuguesa de Enfermagem de Saúde Mental, 4**, 63-68.

Horta, M. A. (1979). **Processo de enfermagem**. Livro. São Paulo: EPU.

Leininger, M., & McFarland, M. R. (2002). **Transcultural Nursing: Concepts, Theories, Research & Practice** (3ª ed.). Livro. McGraw-Hill.

Martins, E. F. (2019). A importância da consulta de enfermagem na promoção da saúde: uma revisão integrativa. Artigo. **Revista Brasileira de Enfermagem, 72**(4), 1066-1073.

NANDA International. (2020). **NANDA International Nursing Diagnoses: Definitions & Classification, 2020-2023**. Livro. Thieme.

Pereira, C. D. (2012). O papel preventivo da enfermagem: da teoria à prática. Artigo. **Revista Portuguesa de Enfermagem de Saúde Mental, 7**, 31-38.

Peplau, H. E. (1952). **Interpersonal Relations in Nursing: A Conceptual Frame of Reference for Psychodynamic Nursing**. Livro. Springer Publishing Company.

Potter, P. A., & Perry, A. G. (2017). **Fundamentos de Enfermagem**. Livro. Rio de Janeiro: Elsevier.

Silva, A. B. (2015). Relação terapêutica na enfermagem: a importância do vínculo entre enfermeiro e paciente. Artigo. **Revista Brasileira de Enfermagem, 68**(2), 312-318.

Telemedicina Morsch. **Consulta de Enfermagem: o que é, importância e como é feita**. Disponível em: <https://telemedicinamorsch.com.br/blog/consulta-de-enfermagem>. Acesso em: 07 mar. 2024.

www.ingramcontent.com/pod-product-compliance
Ingram Content Group UK Ltd.
Pitfield, Milton Keynes, MK11 3LW, UK
UKHW021841270726
14058UKWH00002B/266